新编21世纪高等职业教育精品教材

婴幼儿托育服务与管理系列

婴幼儿
急救技术

主　审／王建军

主　编／周鸣鸣　宋　艳　于康英

副主编／杨小仙　丁　琳　陈　思

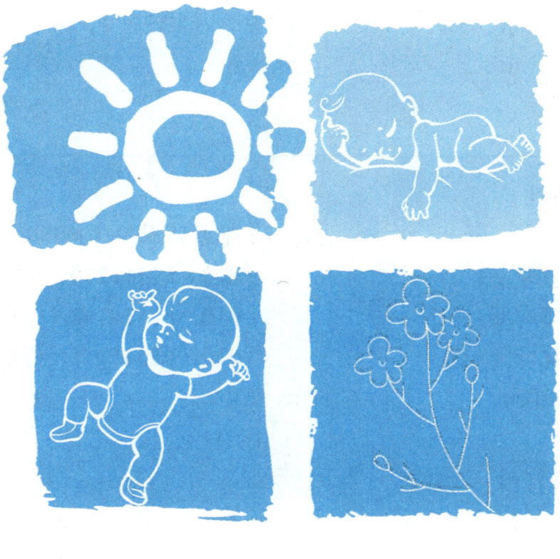

中国人民大学出版社

·北京·

图书在版编目（CIP）数据

婴幼儿急救技术 / 周鸣鸣，宋艳，于康英主编 .--
北京：中国人民大学出版社，2022.7
新编 21 世纪高等职业教育精品教材. 婴幼儿托育服务与管理系列
ISBN 978-7-300-30654-4

Ⅰ.①婴… Ⅱ.①周… ②宋… ③于… Ⅲ.①小儿疾病－急性病－急救－高等职业教育－教材 Ⅳ.①R720.597

中国版本图书馆 CIP 数据核字（2022）第 086739 号

新编 21 世纪高等职业教育精品教材·婴幼儿托育服务与管理系列
婴幼儿急救技术
主　审　王建军
主　编　周鸣鸣　宋　艳　于康英
副主编　杨小仙　丁　琳　陈　思
Yingyou'er Jijiu Jishu

出版发行	中国人民大学出版社		
社　　址	北京中关村大街 31 号	**邮政编码**	100080
电　　话	010－62511242（总编室）		010－62511770（质管部）
	010－82501766（邮购部）		010－62514148（门市部）
	010－62515195（发行公司）		010－62515275（盗版举报）
网　　址	http://www.crup.com.cn		
经　　销	新华书店		
印　　刷	北京密兴印刷有限公司		
开　　本	787 mm × 1092 mm　1/16	**版　　次**	2022 年 7 月第 1 版
印　　张	11.75	**印　　次**	2024 年 6 月第 2 次印刷
字　　数	212 000	**定　　价**	38.00 元

编委会

前 言

婴幼儿指的是人从出生到 6 岁之间的时期，其中 1 岁以内的孩子称为婴儿，1 ～ 6 岁的孩子可称为幼儿，本书主要介绍 0 ～ 3 岁婴幼儿的急救知识。婴幼儿在成长过程中会遇到很多意料之外的危险，而他们的生理学和解剖学特点不同于成人，急救护理也融合了多学科的知识和技术，且婴幼儿的急救护理又直接牵动家庭，因此要求参与婴幼儿急救的医护人员专业技术和操作技能更高一筹。

随着新生儿急救医学的进一步发展，我国新生儿的死亡率与伤残率已呈逐年下降的趋势，但还是不断地有不同程度的悲剧发生。在社会日益发展的今天，新的专业领域也在萌生，婴幼儿看护、婴幼儿健康管理、婴幼儿托育服务等专业应运而生。2021 年，国家开始实行“三孩”政策，社会对婴幼儿托育的需求更加迫切。各个高校开设了相关的学科，进行相关专业技术人员的培养，更加细化了婴幼儿急救的专业知识和专业技能人才的培养。为了能让这些专业技术人员掌握并熟练应用婴幼儿急救技术，婴幼儿急救技术相关教材的出版已经迫在眉睫。

本书从婴幼儿的特点出发，针对婴幼儿这一特殊群体常见的急救知识和专业技能方面的内容进行阐述，具有针对性强、可操作性强、实用性强、易懂易学、上手快等特点，并且与实际生活和国际接轨，用最新的知识点和案例来深入浅出地介绍婴幼儿急救技术。本书突出理论性、知识性、技术性、先进性、实用性，相关专业技术人员通过学习，能够为广大需要专业照护服务的家庭和婴幼儿个体提供帮助与指导。

本书由无锡太湖学院健康与护理学院和江苏省南通卫生高等职业技术学校合作编写。本书共包括绪论和六章内容，各位编者的分工情况如下：绪论由周鸣鸣、宋艳和于康英编写；第一章由于康英、宋绍征、杨鑫雨、项妍、夏紫月、杨颖编写；第二章由周鸣鸣、陈春燕、魏凡姝、叶慧、顾若蘅编写；第三章由陈思、于康英、张仪立、顾雅靖、唐凤编写；第四章由丁琳、于康英、周云、俞玮、顾乐盈编写；第五章由宋艳、郑梦涵、王翊凝、胡永胜、邓倩编写；第六章由杨小仙、于康英、陆丽华、葛心茹、顾乐盈编写。广西红十字救护员覃林海老师为本书进一步完善提供了宝贵建议，在此表示感谢。

在整个编写过程中，编者始终秉承科学严谨的态度，希望本书能够成为婴幼儿成长道路上健康和生命的护航者，同时也希望每一位专业学习者都能从中受益，帮助更多需要帮助的人，用仁心和善念来做好专业，救人救急，挽救生命，预防事故。

编者

目 录

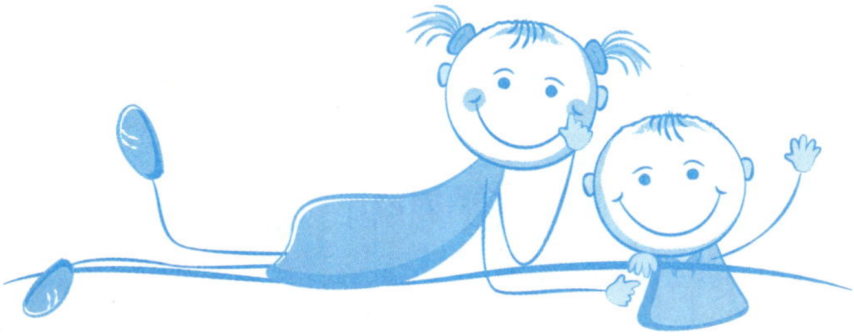

绪　论

学习目标

知识目标

1. 了解婴幼儿急救常识。
2. 学习婴幼儿常见的急救内容。
3. 了解婴幼儿急救医疗服务体系。

能力目标

1. 掌握婴幼儿常见急救知识。
2. 能在婴幼儿遇到各类突发事件时迅速且正确地应用相应的急救技术。

素养目标

1. 通过学习各类婴幼儿突发事件的处理方法，了解我国在各类婴幼儿突发事件急救方面的发展。
2. 认识婴幼儿监护在婴幼儿成长过程中的必要性。

案例导入

小玥平时十分顽皮、好动，对周围事物充满好奇心、求知欲强。可是，今天他却不和其他小朋友玩，整个人看起来没精神，反应能力差，且变得爱哭、烦躁不安。

问题：假如你是小明的老师，你通过哪些方法可以判断小明是否生病了？

第一节　婴幼儿急救概述

一、婴幼儿急救的定义

婴幼儿急救是指针对婴幼儿在生活中常见的急救场景进行的急救。

二、婴幼儿急救的特点

婴幼儿因其特殊的生理特点，很多器官尚未发育完善，其急救操作和成人有很多不同之处。婴幼儿表达能力差，尚不能描述自身的症状，需要监护人通过细心观察才能判断婴幼儿的相关状况；婴幼儿身体相比成人更为稚嫩，在进行急救时不宜过度用力，避免伤害婴幼儿；婴幼儿天性好动，在对婴幼儿进行急救时，可能需要对婴幼儿的手足等进行束缚固定。

三、婴幼儿急救的一般步骤

为了更好地照护婴幼儿，监护人要学会急救的常识，这样才能掌握急救的先机，提高抢救的成功率，减少对婴幼儿的进一步损伤。婴幼儿急救一般包括以下步骤：

（1）判断环境是否安全。

（2）立即去除或避开危害生命的因素。

（3）检查婴幼儿的反应。

（4）分析原因。

（5）针对婴幼儿的症状进行相应的急救操作。

四、婴幼儿急救的内容

（一）烧伤

烧伤（见图 0－1）一般可分为轻、中、重度。轻度、表面的烧伤，皮肤会有红且疼痛的表现，如果烧伤后马上用冷水冲洗至少 20 分钟，一般 2 ～ 3 天就可改善症状。中度烧伤，皮肤溃

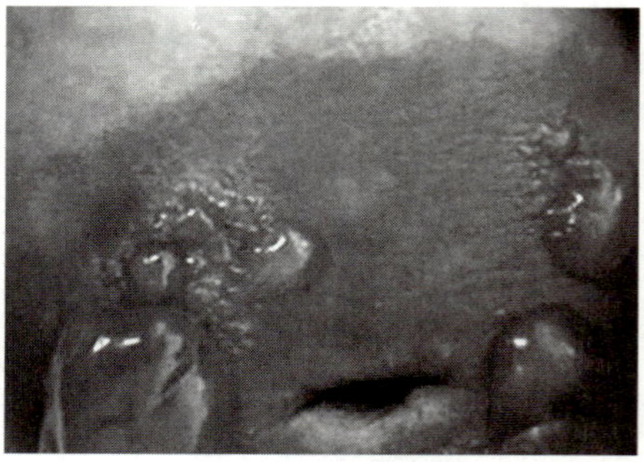

图 0－1　烧伤

烂并长水疱，可能深及真皮层，一般 2 ～ 3 周可痊愈。重度烧伤，伤害直达皮下组织，皮肤发硬、发黑和局部炭化，必须送医院处理。

烧伤的急救措施如下：

（1）发生烧伤后应该第一时间给皮肤降温，因为 80% 的烧伤伤害来源于余热蔓延。

（2）用流动的冷水冲洗伤口 20 分钟左右，水流要从伤口的中心向四周蔓延，以防止感染；或冰敷患处（可用干净的敷料等包住冰块，避免冰块直接接触患处）。

（3）保持伤口清洁，如果皮肤上起水疱，不要撕破；不要自行涂抹任何药物，以防止伤口感染。

（4）用保鲜膜保护伤口，送医院就医，不用包扎，也不用捆绑，轻轻覆盖即可。

（5）如果衣服和皮肤有粘连，不要强行剥离。用剪刀剪掉周围没有粘牢的衣物，用清洁的被单轻轻覆盖伤口送医院就医。

（6）如果烧伤部位在面部、头顶部或阴部等特殊部位，即使伤口面积不大，也可能出现并发症。这时除了用冷水紧急处理外，还可给婴幼儿喝点淡盐水，以防休克；将婴幼儿的烧伤部位抬高，使患处流血减少。

（7）如果烧伤较严重，就要让婴幼儿平躺在床上，并抬高婴幼儿下肢，让婴幼儿的头部倾向一侧，以保证血液流向重要脏器，防止婴幼儿休克。

烫伤和烧伤的处理措施基本相同，主要是立刻降温。

（二）碰伤和擦伤

严重的碰伤和擦伤会引起休克，休克是一种严重的症状，如果患者未能及时得到救治，则可能致命。

1. 头部的碰伤

婴幼儿头部碰伤（见图 0－2）后如有大哭，但不久即恢复正常，吃睡也正常，则不用担心。如果手脚无力，一直哭闹，脸色发青、呕吐、痉挛或嗜睡，则应立即去医院就诊。

头部碰伤的急救措施如下：

（1）危急情况下不要摇晃患儿身体。

（2）观察是否有局部的骨板凹陷。如果有，则可能是颅骨受外力的冲撞导致破裂或下陷，需要及时送医。

（3）如果头部肿起大包，可用冰袋或湿毛巾冷敷，48 小时后改为热敷。

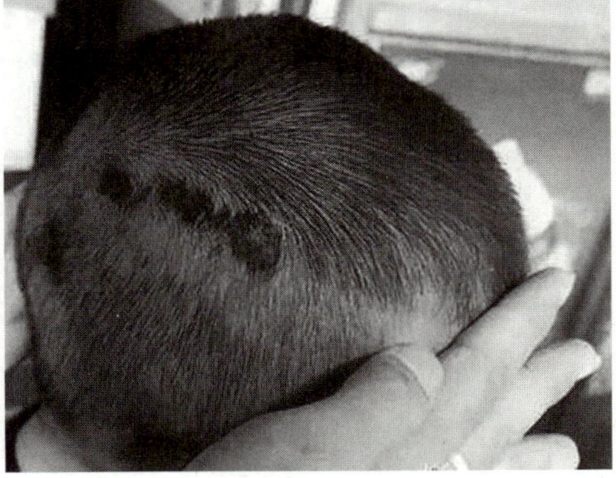

图 0－2　头部碰伤

（4）不要搓揉淤青处，以免加重皮下出血的情况。

（5）如果伤口较大或碰击物可能带有破伤风杆菌，应马上带患儿去医院对伤口进行处理，必要时要注射破伤风抗毒素以防止破伤风的发生。

（6）如果患处出现肿胀，或患儿活动困难，或出现了头晕、恶心、意识丧失、耳鼻有浅黄色液体流出，应及时送医院。

2. 皮肤擦伤和破裂伤

婴幼儿的真皮层薄，皮肤擦伤（见图 0－3）后容易出现局部的红肿、青紫和疼痛。皮肤破裂伤还有出血较多、较急的特点。

皮肤擦伤和破裂伤的急救措施如下：

（1）止血方法。

方法一：指压法，用手指或者止血带用力按压伤口 5 ～ 10 分钟。

方法二：包扎法，用消毒的纱布或者干净的手帕直接压在伤口处，再用绷带或毛巾包扎。

如果用以上两种方法还不能止住出血，应紧扎伤口，抬高伤部，紧急送医院处理。

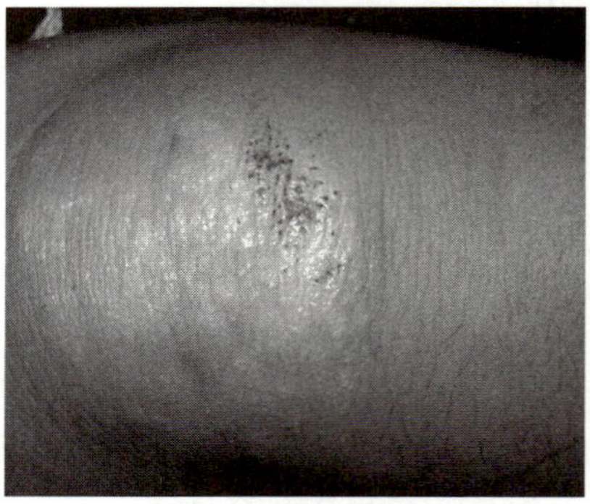

图 0－3　皮肤擦伤

（2）小伤口如果只是伤到皮肤，用安尔碘皮肤消毒剂清洁消毒后，保持干燥，避免沾水，几天就可以愈合。如果伤口较脏，应立即用生理盐水（0.9% 氯化钠溶液）或冷开水轻轻擦洗干净，否则会影响伤口的愈合。

（3）大伤口内部用生理盐水擦洗，注意不要涂药，再用消毒的纱布包扎，伤口周围用碘伏消毒，由伤口边缘开始，逐渐向外扩大消毒区。切记不要用脏棉花、卫生纸、灰土覆盖伤口，以免感染。凡有脏污的大伤口，都要迅速送往医院处理。

（三）扭伤

扭伤（见图 0－4）是婴幼儿时期最容易发生的伤害之一。

扭伤的急救措施如下：

（1）让扭伤的患儿平躺在床上，抬高患处进行保护，以减轻患处的肿胀。

（2）在患处铺上棉花，再用绷带将患处或关节捆绑起来，注意绷带不要绑得太紧，否则影响血液循环。

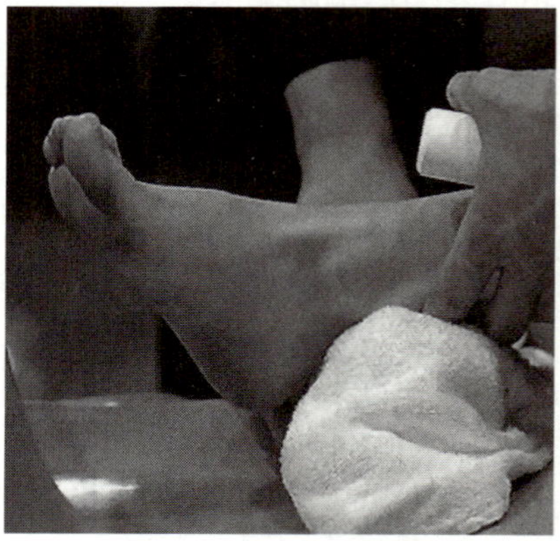

图 0－4　扭伤

（3）触动受伤的关节，如果患儿患处有畸形或剧烈的疼痛，则说明可能发生骨折，应立即送医院治疗。

（四）切割伤

切割伤也是婴幼儿时期的多发伤。

切割伤的急救措施如下：

（1）如果伤口不深只是划破皮肤，有少量出血，只需用清水、淡盐水或肥皂水清洗患处，消毒后用创可贴或消毒的纱布覆盖患处即可，这样可以防止伤口感染。在清洗伤口时，要确保将所有的脏物从伤口清出。

（2）不要用棉花和其他的毛绒性物质覆盖伤口，因为它们会粘在伤口上妨碍伤口愈合。

（3）包扎伤口时，应保证伤口有较好的通气性，不能包扎太紧。

（4）每天要换一次敷料，夜间可以让患处暴露在空气中，有利于伤口的愈合。

（5）伤得严重时尽快送患儿去医院，请医生处理。

（五）中暑

婴幼儿中暑（见图 0－5）时体温可升高至 40℃以上，出现皮肤干燥、面色潮红、无汗、头晕、口渴、恶心、呕吐、烦躁、精神恍惚等症状。有的因出汗过多而丢失大量盐分，引发肌肉酸痛或痉挛，严重的可有抽风、昏迷、血压下降、皮肤出血等症状。

中暑的急救措施如下：

（1）中暑时可用冷水或酒精擦身或用低于体温 3 ～ 5℃的温水冲洗，或在患儿腋下、腹股沟处放冰袋，给患儿进食冷饮，争取把体温降至 38℃以下。

（2）设法降低室温。

（3）多给患儿喝水，同时遵医嘱服用祛暑药。

（4）重症者尽快送医院治疗。

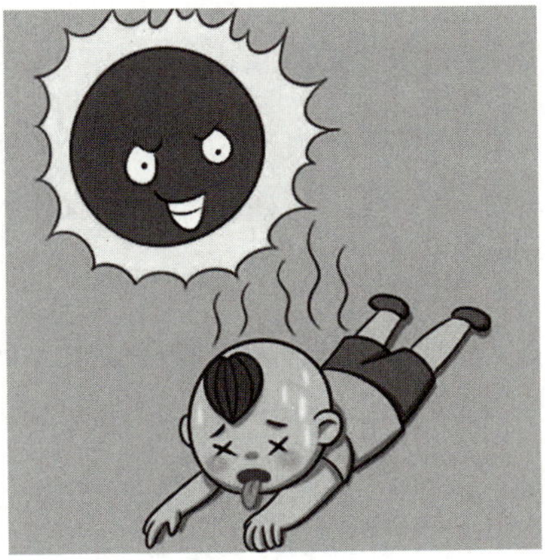

图 0－5　中暑

（六）昆虫进入耳道

昆虫等生物性异物，多在婴幼儿睡眠时进入外耳道。昆虫类异物因爬行骚动使患儿产生难忍的疼痛和不适，患儿表现为哭闹、烦躁不安，偶尔还会眩晕和耳鸣，严重的可致鼓膜损伤，影响听力。

昆虫进入耳道的急救措施如下：

（1）将医用酒精或油类液体滴入外耳道内，将进入的昆虫淹死，再固定患儿，用耳镊将昆虫取出，然后用棉签擦净耳道即可。

（2）用以上方法难以取出昆虫时，应立即送医院处理。

（七）异物进入眼睛

异物进入眼睛后，不能自行排出，需要采取专业措施。

异物入眼的急救措施如下：

（1）仔细观察，看有无异物植入。

（2）如果异物没有植入患儿眼中，可以翻开患儿的眼睛，让患儿朝下看，用消毒过的棉签轻轻地将异物拨出来。

（3）如果异物植入患儿眼中，千万不要动它，用一块消毒的纱布垫盖在患儿受伤的眼睛上，再用纱布或布条加以固定，及时就医。

（八）异物进入鼻子

患儿鼻内有异物时，若不及时取出，可能会导致患儿呼吸发生困难，甚至窒息。

异物入鼻的急救措施如下：

（1）动物性异物进入鼻内时，可用 1% 丁卡因将其麻醉后，再用鼻钳取出。

（2）较大异物进入鼻内时，应立即送医院就医。

（九）休克

休克往往表现为血压低、心跳快、皮肤湿冷、尿量少、烦躁不安、意识不清，甚至昏迷不醒。对于婴幼儿休克，要注意早期识别、及时处理。

休克的急救措施如下：

（1）尽快与医院取得联系，或请医生过来救治。

（2）让患儿平躺，除头部外伤外，让患儿取头低足高位，以保证脑部有足够的血液供应，否则一旦脑组织缺氧 3 ～ 4 分钟，就会造成永久性损伤。

（3）注意保持患儿的呼吸道通畅。

（4）检查患儿脉搏，密切观察患儿病情变化。

如果患儿无呼吸、无心跳，应及时进行胸外心脏按压和人工呼吸，边施救边等待专业救援。

（十）惊厥

惊厥是指大脑反应性异常引起的患儿短时间的全身抽搐或局部肢体抽搐等突发症状。惊厥发生前，患儿可能大声哭闹，随后意识丧失、全身发紫，同时屏气，几秒钟后四肢开始有节律地屈曲抽动，可能伴有大小便失禁。这种症状可能持续几分钟之久。

惊厥的急救措施如下：

（1）让患儿平躺，头偏向一侧，防止舌后坠和口腔分泌物返流而阻塞气管。

（2）给予头部物理降温。

（十一）误用药物

婴幼儿误用药物表现为用药后数秒或数分钟内发生灼热感、胸闷、心慌、面色苍白、口唇发紫、呼吸困难、血压下降、神志不清，甚至昏迷，数分钟或数小时内出现固定性红斑，兼有发热、恶心、呕吐、腹痛、嗜睡等症状。

误用药物的急救措施如下：要及时给婴幼儿催吐，最好在 4 ～ 6 小时之内，催吐越早，药物吸收得越少。催吐的方法是用干净的筷子或勺子或其他长柄物体刺激婴幼儿的咽喉。呕吐时要注意让其头部前倾，防止异物吸入。如果催吐不成功，要尽快就医。

（十二）宠物咬伤

婴幼儿被宠物咬伤后，首先要确保宠物已被控制，患儿已经安全，并安抚患儿。

宠物咬伤的急救措施如下：

（1）用流动水冲洗伤口 15 分钟，确保伤口处完全冲洗掉动物的唾液，然后用清水或生理盐水将伤口冲洗干净。

（2）伤口清洗干净后，用干净的纱布将伤口擦干，并用碘酒和酒精消毒。

（3）如果出血较多，可用纱布包扎伤口，如果出血不多，也可以不包扎。应在 2 ～ 3 小时内注射狂犬疫苗，如果 2 ～ 4 天后再注射，大多数是起不到预防狂犬病的效果的。

（4）若伤口较深，应去医院进行规范的清创处理，还应注射破伤风疫苗。

（十三）溺水

发现婴幼儿溺水后，施救者要在保证自身安全的前提下施救。将溺水的婴幼儿救上岸后，不要错过抢救的黄金时间，先检查呼吸，观察呼吸至少 5 秒钟，最多不超过 10 秒钟。检查的方法是弯腰侧头抵在婴幼儿的眼前，拍打婴幼儿足底，看胸部有无起伏，并仔细听呼吸声，如果婴幼儿在呼吸，应该能够感受到他呼出的气息。

溺水的急救措施如下：

（1）若患儿有呼吸、有脉搏，立即拨打120，给患儿保暖，并安抚患儿，等待救援。

（2）若患儿昏迷、没有反应，有呼吸、有脉搏，立即拨打120，注意清除其口腔内的污垢、泥沙，保证气道通畅，检查有无外伤，对有外伤者要避免搬动，保持侧卧位，密切观察呼吸和脉搏情况。

（3）若患儿昏迷、没有反应，无呼吸、无脉搏，则立刻实施人工呼吸和胸外心脏按压，同时拨打120，联系急救人员，尽快送往医院进行进一步的治疗。

（十四）触电

当婴幼儿发生触电（见图0－6）时，应尽快切断电源，用不导电绝缘物体，如木棒、竹竿、塑料等将触电婴幼儿与电源线分开或使触电婴幼儿离开电源。如果患儿手指插入插座，触电之后手指有一点红，那么即使患儿看起来没事也要马上去医院检查，因为体内存余的电量可能会在24小时内影响心脏正常工作。

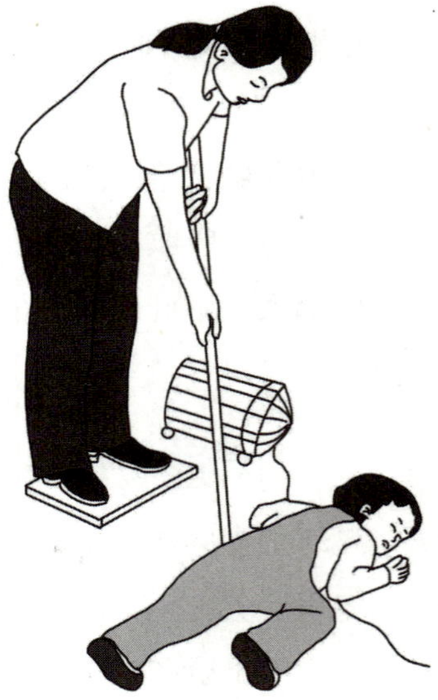
图0－6　触电

触电的急救措施如下：

（1）立即检查患儿的呼吸、心跳，如果呼吸、心跳停止，一定要及时做人工呼吸和胸外心脏按压。

（2）拨打120，联系急救人员。

（3）如果患儿没有出现心脏骤停，皮肤表面有肉眼可见的烧伤伤口，则可进行简单的创面处理：

1）及时冷敷，若烧伤面积不大，可以用流动的水淋洗，或用清洁的冷水浸泡。

2）保护创面，用干净的布料或纱布覆盖，避免创面污染。

3）及时到医院就医。

（十五）被蜂蜇伤

首先判断环境，确保施救者自己安全；其次立刻清除危险因素；最后检查婴幼儿有无过敏反应，做相应处理。

被蜂蜇伤的急救措施如下：

（1）用肥皂水清洗被蜇部位。

（2）试着将毒针拔出，捏住伤口挤出毒液。

（3）如果有恶心和头晕等症状，及时送患儿就医。

（十六）鼻出血

患儿出现鼻出血，首先要安抚患儿情绪，让其不要紧张，然后做相应处理。

鼻出血的急救措施如下：

（1）头部向前倾，用拇指和食指捏住孩子鼻子硬骨和软骨的交界处，在鼻侧正中央，时间是 4 ～ 10 分钟。

（2）如果出血仍无法控制或出血较多，应及时去医院就诊。

预防鼻出血是减少鼻出血的最好方法。日常生活中要制止婴幼儿扭鼻子、抠鼻子的动作，这两种行为都会损伤鼻腔内的毛细血管，导致鼻出血；要经常开窗通风，或者用空气净化器，让婴幼儿远离可能的过敏原和容易堆积灰尘的东西；还可以用空气加湿器，或者给婴幼儿的鼻腔内擦一些保湿的软膏，如凡士林等。

第二节　婴幼儿急救医疗服务体系

一、急救医疗服务体系概述

急救医疗服务体系（EMSS）是指集院前急救、院内急救、急诊科诊治、重症监护室（ICU）和各专科的生命绿色通道于一体的急救网络。目前，急救医疗服务体系的基本组成部分包括急救组织管理机构、急救医疗总体规划、院前急救、急救通信系统及急救网络中枢、急救专业培训和科普教育、区域急救系统、院内急救、重症监护室、生命绿色通道体系、急救医疗科研和信息管理、急救护理技术等。

（1）急救组织管理机构：是指制定国家、城市、地区、乡镇的急救医疗服务体系的指导方针、政策，制定发展急救医疗事业的规划、目标和措施的机构。

（2）急救医疗总体规划：是指在医疗小组管理机构的领导下，全面负责指导、调整急救工作的组织实施和协调计划。

（3）院前急救：指的是院前急救医疗工作的组织实施和协调计划，在急救医疗服务体系中占据最为重要的地位，反映了国家、社会对重大伤害和疾病的应急能力，以及公民自我急救和救助他人的知识水平和能力，也是急救医疗服务体系建立和发展的主要动力和现代社会急救医疗服务体系的重要标志。

（4）急救通信系统及急救网络中枢：是指急救工作的联络、协调、指挥、调度、传达中心，使医院急救和院前急救工作的环节能紧密结合、反应迅速、安排合理、运行无阻，保证现场病人准确无误地运送到医院，也保证医院在危重病人到达前做好充分准备，从而在病人到达后快速投入抢救，增加抢救的成功率。

（5）急救专业培训和科普教育：国内外实践经验表明，如果对所有涉及急救工作的人员，如警察、消防、驾驶员等进行培训（包括生命急救技术，如胸外心脏按压、人工呼吸、止血、包扎、固定、搬运等），那么他们就能在现场急救中发挥重要的作用，这也是增加救援成功率的重要环节。

（6）区域急救系统：实行区域救治的原则、区域救治和急救网络中枢有机结合的原则，其目的是保证伤病员能够就近获得迅速有效的救治，避免长途运送而贻误救治时机，这样既能防止急诊病人过分集中于少数医院，造成该院急诊病人过多而耽误抢救，又能使医院急救得到很好的技术指导。

（7）院内急救：是指充分发挥各级医院急诊科的作用，加强医院急诊科的建设，提高急诊科的应变能力。院内急救要求急诊室的每一位医务工作者技术过硬，使在院外简单处理或处理不当的病人能救治成功，并把急救的损伤降到最小，这也是病人接触到的最规范、最专业的急救。

（8）重症监护室：重症监护室涉及各个科室和各个学科，治疗、护理、康复都可同步进行，能为重症病人提供隔离场所和设备进行综合治疗，提供最佳的护理，并提供医养结合、术后早期康复、关节护理运动治疗等服务。

（9）生命绿色通道体系：是指为急救患者保驾护航，开通转运的绿色生命通道。

（10）急救医疗科研和信息管理：急救医疗科研和信息管理是不断提高急救技术水平的重要途径，也是提高救治能力和救治成功率并减少致残率的重要途径。

（11）急救护理技术：急救护理技术的主要内容包括心肺脑复苏术、危重病急救、创伤急救等，具体如下。

1）心肺脑复苏术。

心肺脑复苏术是急诊医学的重要组成部分，起步于20世纪50年代，胸外心脏按压、人工呼吸、电复律是心肺复苏的三大要素；从20世纪80年代起，脑复苏被推到复苏学前沿，因为脑复苏是决定预后的关键，在心肺复苏的幸存者中，约有20%会出现不同程度的持久性脑损害，轻者记忆力丧失、痴呆、木僵，重者出现脑水肿、脑死亡。因此，应从心肺复苏开始就不失时机地加强脑复苏，使脑复苏贯穿于复苏的全过程，进而使心肺脑复苏均获成功。心肺脑复苏术的实施者可能为医务人员，也可能为非医务人员的现场目击者。据调查，现场目击者进行复苏与等待医务人员赶到现场再进行复苏，这两组心搏骤停病人的复苏成功率和预后有显著差别。

2）危重病急救。

危重病医学是急诊医学的重要组成部分。针对急诊科室经常面临急危重病人抢救工作的特点，急诊医学专业的医护人员都应接受危重病医学的专业培训。危重病的主要病种包括心跳呼吸骤停、休克、急性中毒、急性呼吸窘迫综合征、急性呼吸衰竭、急性冠状动脉综合征、急性左心衰竭、严重心律失常、高血压急症、弥散性血管内凝血、多发创伤、各种原因的大出血、急性脑血管意外、各系统的急危重病和多器官功能障碍综合征等。急诊科的医护人员需要在备有先进监护设备和急救设备的抢救室、手术室、急诊重症监护室（EICU），接收院外和院内的危重病患者并对其进行脏器功能监测和支持，使病人度过急性脏器功能衰竭期，减少病死率和并发症。

3）创伤急救。

创伤外科是近年来我国许多医院急诊科重点发展的部分，创伤学在急诊医学中有着特殊的地位。严重创伤人员，尤其是多发性创伤和复合伤人员，以及灾害事件中的群体伤员，应力争在现场和急诊科及早地对其进行有效处理。

4）中毒急救。

中毒可分为急性中毒和慢性中毒两类。急诊医学主要研究和诊治急性中毒，尤其是群体中毒。毒物范围很广，包括工业毒物、农药、医用药物、家用杀虫剂、有毒植物或动物、被细菌污染的食物，以及军用化学毒剂等。

5）灾害急救。

灾害医学的研究内容包括自然灾难（如地震、洪水、台风、雪崩、泥石流、虫害等）和人为灾难（如交通事故、化学中毒、放射性污染、环境剧变、流行病和武装冲突等）所造成的后果和对受伤人员的救治方法。灾害医学是急诊医学的一个组成部分，也是跨科的专业，涉及急诊内科、外科、传染病学、儿科、流行病学、公共卫生、社会医学、营养学等内容。救灾力量还包括部队、消防、市政建筑部门等，医疗队只是其中的一个重要组成部分。突发性人员伤亡是许多灾难的共同特征，必须在灾前做好应对灾难发生的各种救护准备，一旦灾害发生，应立即组织人员赶赴现场。到达现场后，首先应做好下列工作：寻找并救护伤（病）员；检伤分类，根据不同的伤情给予不同处理；现场急救；运输和疏散伤（病）员。

二、婴幼儿急救医疗服务体系概述

国际上的婴幼儿急救医疗服务体系基本组成单位包括院前急救（pre-hospital emergency care）、急诊室（emergency room，ER）和儿童重症监护室（pediatric intensive care unit，PICU）救治。三者形成独立的系统，独立管理。院前急救包括现场急救、院前转运、启动院前急救医疗服务系统等。近年来急诊 ICU（EICU）逐步建立，与院前急救合称为“急诊医疗服务体系”，也有的以重症监护室（ICU，对儿童来说则为 PICU）代替 EICU 功能，把急救绿色通道延伸到重症监护室。发达国家基本上均建立了院前急救—急诊室抢救的 EMSS 系统，所谓“三环理论”，即指 EMSS 中的三个重要环节，即院前急救体系、院内急诊体系和重症监护治疗体系。这个连贯体技术支持内容包含了基础生命支持（basic life support，BLS）、儿童高级生命支持（pediatric advanced life support，PALS）和持续生命支持（persistent life support，PLS），美国国立卫生院称之为“重症医学连贯体”。

院前转运包括直升机转运和救护车转运两种主要方式，承担医院与医院之间的转运和院外（野外）急救转运，儿童转运基本上由儿童医院承担。

院内急诊室救治系统包括预检分诊、急诊抢救需要紧急抢救的危重病例（如心搏骤停、休克等），急诊诊疗（需快速处理但生命指征稳定的病例）和快速诊疗（生命指征稳定的病例），三区物理分开。快速诊疗功能在国内相当于门诊功能，所有儿童急诊均设有创伤急救组。

PICU 救治系统负责危重患儿监护和各脏器功能保护与支持治疗，包括器官移植和严重复合伤等救治。国际上，该体系已经形成建设标准、人员配置、管理流程、医疗规范、医疗安全防范、药品配送和继续教育、临床科研等系统规范；同时有明确的准入制度、监管体系和保障体系。

三、我国婴幼儿急救医疗服务体系

我国婴幼儿急救医疗服务体系经过近 40 年的建设有了很大的发展，已经初步具备了现代急救医学的特征并满足了儿童急重症救治的基本需求。政府也给予了大力的支持，如 2008 年 7 月，卫生部统一命名了“重症医学科”，并要求在二级以上医院均设立“重症医学科”；2009 年 1 月 19 日，重症医学被正式纳入国家医学学科管理体系，成为与内科、外科等并肩齐立的独立临床医学二级学科；2011 年初，近 20 家单位成为卫生部“临床重点专科”项目建设单位。但我国婴幼儿急救医疗服务体系的发展仍然相对缓慢，软实力不足，局限性和不平衡性也显而易见。

我国婴幼儿急救医疗服务体系在直辖市和各省已经基本形成规模化。部分儿童专科医院拥有了院前急救（主要参与院前转运）、急诊和 PICU 救治系统，且在政府的支持下得到了良好的发展。但是，鉴于我国的国情和婴幼儿急救服务体系的发展史，各地急救体系的模式和发展程度很不一致，总体来说，沿海经济发达城市明显较中西部地区发展迅速。目前，国内儿童院前急救、急诊及 PICU 救治系统还存在一些问题，需要我们不断思考和探索，实现持续发展和质量管理。

（1）儿童院前急救、急诊和 PICU 救治体系的建设。是建立各自独立的院前急救、急诊和 PICU 救治体系还是统一的连续体体系？从国情来看，统一的连续体体系，或统一行政管理下不同的三个功能单位，可能更加适合急重症患儿的系统管理，便于协调急危重患儿的救治，这也是国际通行的主要模式。单纯独立管理的模式虽然可能有利于各功能单位专业发展，但并不利于患儿管理和专业进步。我国部分地区的实践已经证实在儿科实行独立管理存在弊端，需要尽快制定统一的、基本的婴幼儿急救服务体系建设和管理指南，包括空间设置、设备配置、人员配备、流程以及管理制度。

（2）建立规范化的儿童急救医疗指南。为健全救治规范，可以从常见急重症如脓毒症、呼吸衰竭、意外伤害（中毒、严重创伤等）、休克、心力衰竭等入手，尽快建立符合我国国情的儿童急重症诊疗指南。这样既可以提高抢救成功率，降低致残率，也可保障医疗安全，减少医疗纠纷，并有助于各级急救体系进行人员培训。当新发病、多发病出现时，应及时组织信息收集并制定相关诊疗指南。

（3）人才培养。尽快促进儿童急诊专业、重症医学专业的功能成熟，以培养急诊和重症医学的专业人才，建立准入制度，促进专业的发展。推动各地培训系统的建设，加强基础生命支持（BLS）、儿童高级生命支持（PALS）、儿童创伤生命支持（PTLS）、儿童危重症基础培训课程（PFCCS）等生命支持技术的引进和普及，推广模拟教学培训模式，提高培训效率。

（4）医疗安全。重视并强调对急重病患儿和家属的心理关怀和病情沟通，注重隐私保护和伦理问题。建立科学的医疗安全预警、上报、纠错及保障制度。

（5）护理体系。探索并建立专业的儿童急重症护理培训体系，促进护理专业化和准入制度的建立，建立护理人员再培训系统。建立急诊和 PICU 护理质量评估体系，提高整体护理水平。

（6）加强科研工作。设立急重症专业科研人员制度，强调临床流行病学、循证医学的应用。学会 / 学组应与政府机构沟通，加大对急重症临床医学的科研投入。应在学会／学组层面建立多中心研究机制，重大的指南制定和多中心研究应由学组统一筹划和开展。

（7）网站建设。我国仍缺少关于儿童急重症的网站，缺少信息交流平台，因此要建立儿童急重症专业自己的网站，促进信息的公布和交流，推动网络培训的发展。

（8）专业组织机构。目前，有中华医学会下属的儿科分会急诊学组、急诊分会儿科学组，中国医师协会下设的重症医学分会儿科专家委员会，对专业的发展具有重要的领导意义。整合力量求发展，指导各地急救体系发展，制定指南和规范，普及新知识，支持中西部儿童急救专业发展以及联合进行科学研究是学组承担的重要任务。

本章小结

婴幼儿因其解剖和生理学的特殊之处，在生活中易发生的急救情况和成人有所不同，急救的操作方法和成人也有差别，其急救主要是为了保护婴幼儿稚嫩的身体。在急救医疗服务体系上，我国婴幼儿急救医疗服务体系已初具规模，但仍有很大的发展空间。

同步习题

一、选择题

1. 婴幼儿轻度烧烫伤表现为（　　）。

A. 皮肤发红且疼痛　　B. 皮肤溃烂并长水疱

C. 皮肤发硬、发黑和局部炭化　　D. 无明显症状

2. 婴幼儿鼻出血后，正确的急救措施为：将头部略向前倾，用拇指和食指捏住婴幼儿鼻子硬骨和软骨的交界处，时间约为（　　）。

A. 1 ～ 3 分钟　　B. 5 ～ 6 分钟

C. 4 ～ 10 分钟　　D. 15 ～ 20 分钟

二、判断题

1. 婴幼儿发生头部碰伤时，先热敷，48 小时后改用冰袋或湿毛巾冰敷。（　　）

2. 婴幼儿发生扭伤时，可用绷带直接对患处或关节进行捆绑。（　　）

3. 婴幼儿中暑时，可用冷水或酒精擦身或用低于体温 3 ～ 5℃的温水冲洗。（　　）

三、简答题

1. 简述婴幼儿头部碰伤的急救措施。
2. 简述婴幼儿触电时的急救措施。

四、思考题

婴幼儿急救措施与成人有何不同?

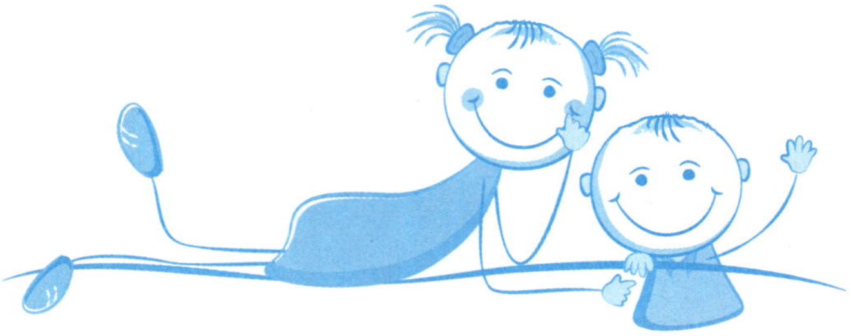

第一章 婴幼儿的生理结构特点

学习目标

知识目标

1. 熟悉婴幼儿解剖学特点。
2. 熟悉婴幼儿生理学特点。

能力目标

1. 掌握婴幼儿解剖学、生理学特点在急救技术中的应用。
2. 能说出婴幼儿急救和成人急救的不同。

素养目标

1. 根据婴幼儿的解剖学、生理学特点更加科学地爱护婴幼儿。
2. 能运用所学知识，为婴幼儿急救技术进行健康指导。

案例导入

最近，敦敦白天经常去厕所，一天要去十多次。佳佳老师觉得有些异常，便向家长反映了这个情况。于是，家长带敦敦去了医院，经过检查发现敦敦患了尿路感染。

佳佳老师去网上查阅了相关知识：尿路感染的主要原因是细菌感染，症状有尿频、尿急、尿痛。佳佳还查到，婴幼儿比成人更容易发生尿路感染。

问题：婴幼儿为什么比成人更容易发生尿路感染呢？

第一节　婴幼儿解剖学特点

婴幼儿从出生到长大成人，处于不断的生长发育过程中，其在解剖、生理、生化、营养代谢、免疫、病理等方面，以及在疾病的发生、发展、症状表现、治疗、预后等方面，都与成人有许多不同，掌握婴幼儿的解剖学特点，对于婴幼儿保健及疾病的诊断和治疗都有重要意义。婴幼儿解剖图（以男性为例）如图 1-1 所示。

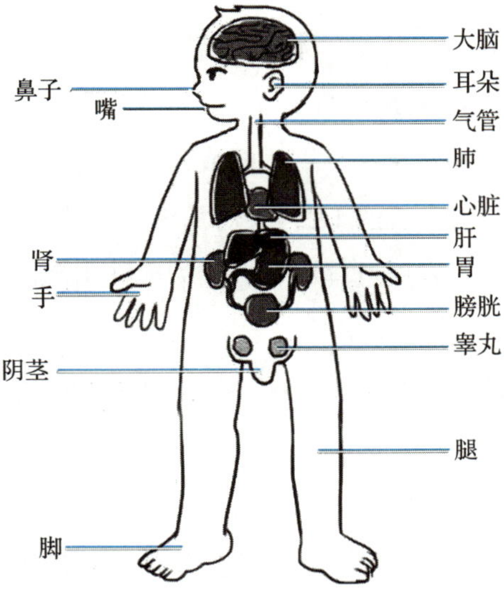

图 1-1　婴幼儿解剖图

一、婴幼儿解剖学特点概述

（一）婴幼儿发育的“任务”

婴幼儿在成长的过程中，在不同的社会环境中有不同的行为表现，在不同的发育阶段有不同的角色。为实现这个过程，就要完成如下发育“任务”：

（1）学习走路。

（2）学习食用固体食物。

（3）学习说话。

（4）学习控制排泄机能。

（5）学习认识自身器官和有关性别的行为。

（6）学习与人交往和控制情绪。

（7）学习判断是非。

（8）学习生理机能的稳定。

（9）形成社会与个体的简单概念。

（二）婴幼儿发育的主要特点

1. 婴幼儿发育的概念

婴幼儿发育是指从有生命开始，受遗传、环境、学习等因素影响，进行有序的、连续的、阶段性的、渐进的、由分化到完整的生理和心理变化的过程。

2. 婴幼儿发育的表现

（1）大小的变化。生理方面：身高、体重、器官的增长。心理方面：语言词汇、记忆力、认知、推理和社会交往能力不断提高。

（2）比例的变化。婴幼儿并不是一个缩小的成人，其身心发展有自己的特征，所以比例上会有明显的变化。胎儿头占身长的1/2，婴幼儿头占身长的1/4，成人头占身长的1/8。

（3）旧特征的消失。个体在发展过程中，会因为成熟出现旧特征消失的现象。如乳牙的脱落。

（4）新特征的获得。婴幼儿在学习过程中会逐渐拥有新的能力。如好奇、好问及生理上的恒牙的出现。

3. 婴幼儿发育的特点

（1）年龄越小，生长速度越快。婴幼儿期的生长速度是最快的，但其生长速度不是直线上升的，而是呈现出阶段性。婴幼儿生长发育具有连续性和阶段性，年龄越小，体格增长越快，出生后6个月内生长最快，尤其在出生后3个月内（见表1－1）。

（2）婴幼儿生长发育有一定的顺序和方向，不会越级发展。如婴幼儿运动机能遵循从头到足的发展规律。各系统器官发育不平衡，各系统发育快慢与不同年龄生理功能有关。如神经系统发育先快后慢，生殖系统先慢后快。

（3）婴幼儿时期要完成从自然人到社会人的转变，即从一个没有生活自理能力的自然人，转变为初步适应社会生活的社会人。

（4）婴幼儿生长发育一般遵循由上到下、由近到远、由粗到细、由低级到高级、由简单到复杂的规律。如动作发育的规律是先抬头，后挺胸，再会坐、站和走；先抬臂和伸臂，后控制双手的活动；先控制腿，再控制脚的活动等。

（5）生长发育在一定范围内受先天和后天因素的影响而存在差异。因此婴幼儿生长发育是否正常应考虑各种因素对个体的影响。

表 1－1　婴幼儿发育对照表　　　　单位：体重 kg，身长 cm

		男童			女童		
		下	中	上	下	中	上
1 月	体重	3.8	5.1	6.3	3.6	4.8	5.9
	身长	52.3	56.9	61.5	51.7	56.1	60.5
3 月	体重	5.4	7	8.5	5	6.4	7.8
	身长	58.4	63	67	57.2	61.6	66
6 月	体重	6.7	8.6	9.5	6.2	8	9.8
	身长	64.4	69.2	74	62.8	67.6	72.4
8 月	体重	7.1	9.1	11.1	6.7	8.6	10.5
	身长	67	72	77	65.6	70.6	75.6
12 月	体重	8	10.1	12.4	7.4	9.5	11.6
	身长	71.9	77.3	82.7	70.3	78.9	84.5
18 月	体重	8.8	11.2	13.6	8.4	10.6	12.8
	身长	76.5	82.7	88.9	75.8	81.6	87.4
24 月	体重	10	12.5	15.1	9.5	12.4	14.5
	身长	82.3	89.1	95.9	81.3	88.1	94.9
30 月	体重	10.9	13.5	16.2	10.3	12.9	15.6
	身长	86.3	93.3	100.3	84.8	92	99.2
3 岁	体重	11.4	14.4	17.4	11.1	14	16.8
	身长	89.4	96.8	104.2	88.7	95.9	103.1
4 岁	体重	12.7	16.2	19.7	12.4	15.8	19.1
	身长	95.5	103.7	111.9	95	102.8	110.6
5 岁	体重	14	18.3	22.6	13.9	17.8	21.7
	身长	102.1	110.5	118.9	101.6	109.8	118
6 岁	体重	15.7	20.9	26.1	15.2	20.3	25.4
	身长	108.5	117.9	127.3	108.1	117.1	126.1

（三）婴幼儿年龄阶段的划分

根据我国的生活条件和教育情况，一般把从出生到成人之间（0 ～ 18 岁）的发育过程分为婴幼儿期、学龄前期、学龄期、少年期和青年期五个阶段。不同学科对婴幼儿的年龄阶段划分有所不同。

0～6岁可以统称为婴幼儿期，也可以细分为新生儿期（0～1个月）、乳儿期（0～1岁）、幼儿期（1～6岁）。

婴幼儿在每个年龄阶段都有相对稳定和独立的特点。如：新生儿期主要是适应外界生活的时期，每天都会有变化；乳儿期是需要成人照料较多的时期；幼儿期是学会走路、说话，开始独立生活的时期。

婴幼儿在每个年龄阶段的特点各不相同，但又相互联系；既有明显的差别，又不能截然分开，由一个年龄阶段过渡到下一个年龄阶段的发展既有一定顺序，但又不是等同的。

二、婴幼儿身体系统的解剖学特点

一般来说，人体分为八大系统，每个系统都有各自的特点，具体如下。

（一）呼吸系统——气体交换站

呼吸系统（见图1－2）的基本功能是吸入氧气，排出二氧化碳，完成气体交换。呼吸系统由呼吸道和肺组成。呼吸道常以喉部环状软骨下缘为界，分为上呼吸道和下呼吸道。上呼吸道包括鼻及鼻旁窦、咽、喉等；下呼吸道包括气管、支气管、毛细支气管和肺泡。

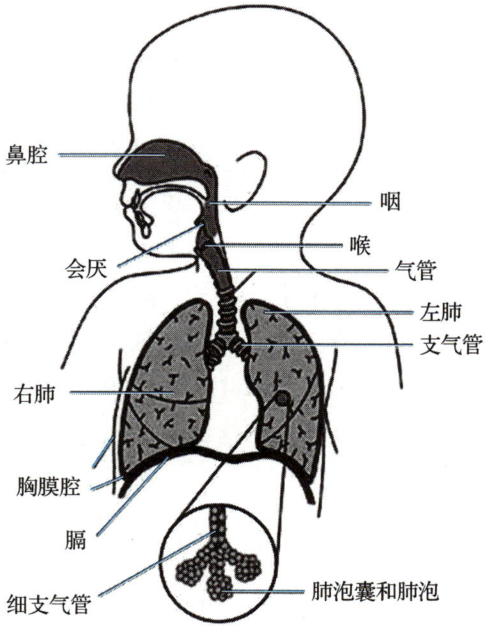

图1－2　呼吸系统

婴幼儿鼻部和鼻咽腔较短，鼻道狭窄，鼻黏膜柔嫩，咽部相对狭小且垂直，喉部相对较长和狭窄。气管和支气管比成人狭窄，缺乏弹性组织，黏膜纤毛运动差，不能很好地排出微生物。肺脏弹力组织发育差，血管丰富，毛细血管及淋巴组织间隙较宽，间质发育旺盛，肺泡数量较少，肺含气量相对较少，故易发生感染。另外，婴幼儿呼吸道免疫球蛋白分泌量较低，故免疫功能较差。因为这些特点，所以婴幼儿时期呼吸系统疾病发病率最高，而且婴幼儿呼吸系统储备能力较差，也较易发生呼吸衰竭。

1. 鼻

婴幼儿鼻腔相对短小狭窄，鼻黏膜柔嫩并富于血管，感染时鼻黏膜充血肿胀，致使鼻腔狭窄，甚至闭塞，而婴幼儿不会用口呼吸，鼻塞会导致其烦躁不安、呼吸困难和抗拒吮乳。

2. 鼻泪管和咽鼓管

婴幼儿鼻泪管短，开口接近于内眦部，其瓣膜发育不全，因而鼻腔感染后，病毒常易侵入结膜囊引起眼部炎症。婴幼儿的咽鼓管较宽，并且直而短，呈水平位，且鼻咽腔开口处较低，故咽部炎症易侵入中耳，引起中耳炎。

3. 喉

婴幼儿喉腔窄，声门狭小，软骨柔软，黏膜脆弱，黏膜下组织较疏松，富于淋巴组织和血管，即使是轻度炎症也易因喉头狭窄而出现呼吸困难、声音嘶哑，严重者可引起窒息。

4. 气管、支气管

婴幼儿的右侧支气管较垂直，因此，异物较易进入右侧支气管。婴幼儿气管及支气管管腔相对成人较狭窄，软骨柔软，缺乏弹性组织，黏膜极柔弱，富于血管；黏液腺分泌不足而较干燥，黏膜纤毛运动差，不能很好地清除微生物及黏液，易引起感染，炎症会使管腔变得更窄，易引起呼吸困难。

5. 肺脏

在新生儿时期，气管、支气管和毛细支气管壁层均相对较薄，肌肉及结缔组织较少，之后的发育主要表现为肌肉组织的增加使管壁增厚。幼儿肺脏富有结缔组织，弹性组织发育差，血管丰富且含血较多，含气较少，肺间质发育旺盛，肺泡数量较少，故感染时易被黏液堵塞引起间质炎症，并易发生肺不张、肺气肿及肺后下部坠积性淤血等。

6. 胸廓

婴幼儿的胸廓前后径相对较长，呈圆筒状，肋骨呈水平位。胸腔较小，肺脏相对较大，几乎填满整个胸腔，加之呼吸肌发育较差，肌张力差，呼吸时胸廓运动不充分，肺的扩张受到限制，气体交换不能充分进行。呼吸困难时，不能加深呼吸，只能增加呼吸次数，以改善肺内气体交换的不足，但补益不大，易发生缺氧症状，可出现发绀、点头呼吸等症状。随着年龄的增长，婴幼儿开始站立、行走，膈肌下降（3 岁以后下降至第 5 肋），肋骨逐渐倾斜，胸部形状才逐渐接近成人。婴幼儿期以腹式呼吸为主，到了 3 岁才逐渐转为胸式呼吸。

（二）心血管系统——人体运输管道

心血管系统包括心脏和血管，心脏像一个泵，通过收缩射血将血液从心脏泵出到血管中，血液经过体循环和肺循环两条血液循环途径，在血管中循环流动，当心脏舒张时血液又回流到心脏。气体和营养物质如糖类、脂肪、氨基酸等都是通过血液循环运送到组织各处的，所以心血管系统被称为人体的运输管道，它将氧气和养料运送到组织细胞处，又将组织细胞代谢产生的废物和二氧化碳等运输出体外。

1. 心脏

婴幼儿时期，心脏体积占身体的比重较成人稍大，但其所占比重随年龄的增加而减少。新生儿心脏重约 20 ～ 25g，占体重的 0.8%；1 ～ 2 岁达 60g，较新生儿时期增加两倍左右，占体重的 0.5%。出生后第一年心脏体积增加最快，7 ～ 9 岁及青春期增长速度再次加快。

2. 大血管

新生儿大血管的弹性纤维少，故弹力不足，以后血管壁渐厚，弹性纤维增多，直到 12 岁时大血管的发育成熟程度才与成人相同。

（三）消化系统——人体食物加工厂

消化系统主要包括口腔、食管、胃、肠、胰腺、肝、脾。新生儿及婴儿的食管缺乏腺体，弹性纤维和肌层发育不全，胃呈水平位，贲门较宽，且贲门括约肌不够发达，所以容易发生呕吐或溢乳。小儿胃黏膜血管丰富，腺体和杯状细胞较少，分泌的盐酸和各种酶均比成人少。婴幼儿肠管相对较长，肠壁薄，黏膜富于血管，通透性好，故利于吸收。但肠壁屏障功能差，肠腔内毒素易通过肠壁进入血流，引起中毒症状。婴幼儿正处于生长发育阶段，所需要的总能量相对成人较多，而消化器官的发育尚未完善，如果胃肠道受到某些轻微刺激，比较容易发生机能失调。

1. 口腔

（1）婴幼儿口腔容量小，齿槽突发育较差，口腔浅，硬腭穹隆较平，舌短宽而厚；唇肌及咀嚼肌发育良好，且牙床宽大，颊部有坚厚的脂肪垫。这些特点为吸吮动作提供了良好的条件。婴儿出生时已具有吸吮和吞咽反射，出生几小时后即可摄取乳汁。

（2）婴幼儿口腔黏膜非常细嫩，血管丰富，容易受伤，清洁口腔时须谨慎。

（3）婴幼儿唾液腺发育差，唾液分泌量极少，口腔比较干燥。出生后 3 ～ 4 个月时唾液分泌开始增加，5 ～ 6 个月时显著增多，故常发生流涎，称为生理性流涎。

2. 食管

婴幼儿的食管呈漏斗状，黏膜纤弱，腺体缺乏，弹性组织及间层尚不发达，下食管括约肌尚未发育完善，常发生胃液向食管返流，因此容易发生溢乳，一般这种现象出生后 8 ～ 10 个月就会消失。

3. 胃

婴儿的胃部呈水平位，胃部食物容易出现返流，发生溢奶和呛奶，在婴儿学会走路后，胃部逐渐转变为竖直位。新生儿胃容量约为 30 ～ 60mL，1 ～ 3 个月时为 90 ～ 150mL，1 岁时为 250 ～ 300mL，由于胃容量有限，故每日喂食次数较年长婴幼儿较多。胃平滑肌发育尚未完善，在充满液体食物后易使胃扩张。婴幼儿吸吮时常吸入空气，称为生理性吞气症。胃贲门部肌肉较松弛，易使婴幼儿发生呕吐或溢乳。成人的胃与婴儿的胃对比如图 1－3 所示。

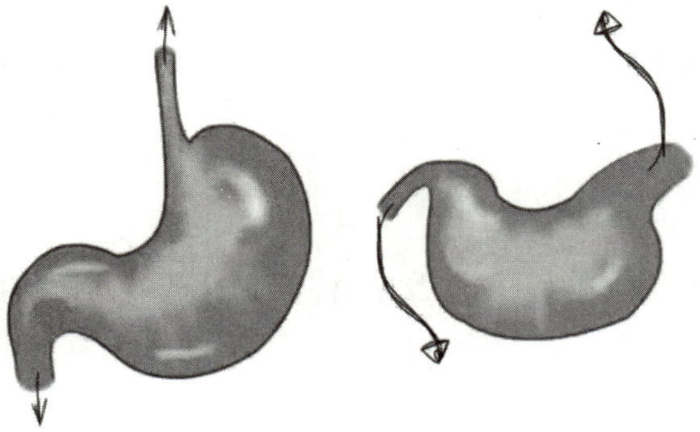

图 1－3 成人的胃与婴儿的胃对比

4. 肠

新生儿肠的长度约为身长的 8 倍，婴幼儿肠的长度超过身长 6 倍，而成人的肠仅为身长的 4 倍。婴幼儿肠壁较薄，其屏障功能较弱，肠内毒素及消化不全的产物易经肠壁进入血液，引起中毒。一些新生儿由于先天性的原因，部分结肠蠕动功能较差，不能自行排便，为先天性巨结肠。婴幼儿肠黏膜比较细嫩，富含血管和淋巴管，小肠黏膜的绒毛发育良好，但是肠肌层尚未发育成熟，肠系膜比较柔软且比较长，小肠黏膜下的组织松弛，容易发生肠套叠及扭转，引起急性腹痛。

5. 胰腺

胰腺是人体重要的消化腺，对新陈代谢有很重要的作用，它既分泌胰岛素又分泌胰液，前者有调节血糖的功能，后者进入十二指肠后能发挥多种消化酶的消化作用。胰腺在婴幼儿出生后的 3～4 个月发育较快，胰腺分泌逐渐增多，胰腺分泌的消化酶出现的顺序为：最先出现胰蛋白酶，接着出现糜蛋白酶、羧基肽酶、胰脂肪酶，最后出现胰淀粉酶。在出生 5 个月以内，胰淀粉酶分泌少且活性低，故 3 个月以内不宜过早添加淀粉类食物。胰腺的分泌容易受炎热天气和疾病的影响而被抑制，从而导致婴幼儿出现消化不良。

6. 肝、脾

新生儿肝脏占人体的比重相对成人较大，年龄越小，肝脏占人体的比重越大，肝细胞的再生能力也越强，婴幼儿的肝脏不容易发生肝硬化，但肝细胞容易发生肿胀和变性、坏死、纤维增生和肿大，从而影响消化功能。婴幼儿的肝脏到 10 个月时为出生时重量的 2 倍，3 岁时则增至 3 倍。由于新生儿肝功能不完善，可能会出现生理性黄疸。婴幼儿时期胆汁的分泌较少，所以婴幼儿对脂肪的消化吸收功能比较差。

脾脏是机体最大的免疫器官，含有大量的淋巴细胞和巨噬细胞，是机体细胞免疫和体液免疫的中心。婴幼儿脾脏在 8 岁左右发育成熟，在此之前脾胃功能尚未强健，易患脾胃病，发生呕吐、腹泻、厌食、积滞等病症。

（四）泌尿系统——人体废物处理厂

泌尿系统包括肾脏、输尿管、膀胱及尿道。肾脏不仅是重要的排泄器官，也是维持机体内环境稳定的重要调节器官和内分泌器官。

1. 肾脏

年龄越小，肾脏占身体的比重越大。婴幼儿的肾表面凹凸不平，呈分叶状，位置较低，右侧低于左侧，故 2 岁以下婴幼儿的肾脏容易扪及（尤其是右肾），分叶到 2～4 岁时会消失。

2. 输尿管

婴幼儿输尿管较长且弯曲，管壁肌肉及弹性纤维发育不良，容易扩张并易受压扭曲而导致梗阻，造成尿潴留，从而诱发感染。

3. 膀胱

婴幼儿膀胱位置较高，尿充盈时易升入腹腔，随年龄增长逐渐下降至盆腔内。婴儿的膀胱黏膜比较柔软，肌肉层及弹力纤维发育不良，防止尿液返流的能力也比较差，因此，在婴儿膀胱充盈时容易发生尿液返流而诱发感染。

4. 尿道

新生女婴尿道（见图 1－4）仅长 1 cm（性成熟期时长 3 ～ 5 cm），外口暴露且接近肛门，易受粪便污染。男婴尿道（见图 1－5）较长，但男婴常有包茎，积垢时易引起细菌上行性感染。

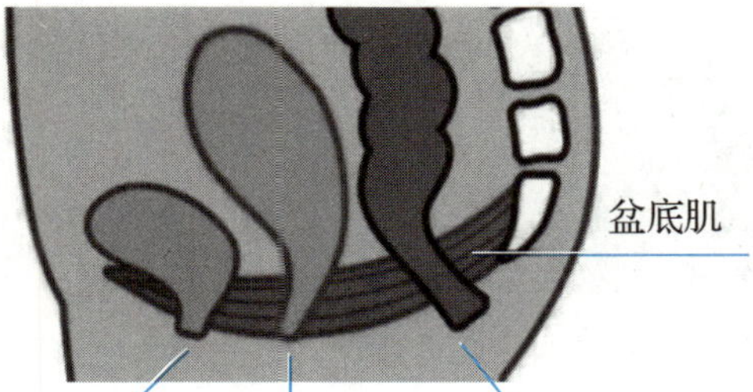

图 1－4 新生女婴尿道

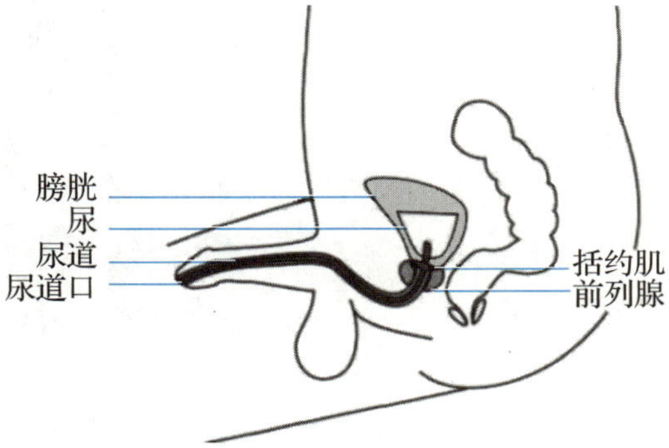

图 1－5 男婴尿道

（五）内分泌系统——人体化学信使

内分泌系统的主要功能是促进和调节人体生长、发育、性成熟和生殖等生命过程。激素是内分泌系统调节机体生理代谢活动的化学信使，它们由各种内分泌细胞合成、储存和释放。在人体内，多数内分泌细胞集中形成特殊的内分泌腺体，如脑垂体、甲状腺、甲状旁腺、胸腺、松果体、胰岛、肾上腺和性腺等；但也有些内分泌细胞分散于某些脏器或广泛散布于全身组织中。人体主要内分泌腺分布如图 1－6 所示。

1. 脑垂体

在 4 岁以前和青春期，脑垂体的生长最为迅速，机能也最活跃。

2. 甲状腺

婴儿出生时甲状腺已经形成，以后逐渐增长，到 14 ～ 15 岁时腺体发育最快，重量可达 20 g，其机能也达到最高峰。

3. 胸腺

婴幼儿胸腺发达，体积较大。胸腺从胚胎第六周开始发育，胚胎后期及初生时重为

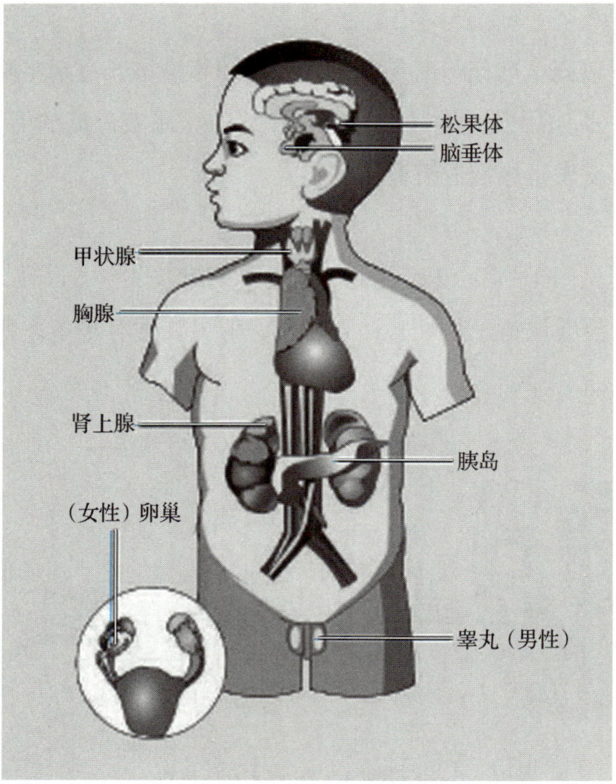

图 1－6　人体主要内分泌腺分布

10 ～ 15 g，是一生中占人体比重最大的时期。随着年龄的增长，胸腺继续发育，到青春期（13 岁左右）为 30 ～ 40 g。此后胸腺逐渐退化，淋巴细胞减少，脂肪组织增多，至老年仅 15 克。

4. 松果体

幼儿期是松果体发育最快的时期，到 7、8 岁达到发育的顶峰，以后便开始退化，青春期前萎缩，成年后不断有钙盐沉着。

5. 性腺

性腺自胚胎 4 ～ 5 周开始形成。男孩的睾丸在出生时已经下降至阴囊内，10 岁以前发育缓慢，性成熟时才迅速发育。女孩的卵巢在 10 岁前也发育缓慢，月经初潮时，卵巢的重量只相当于成人的 30%，18 岁时可达到成人重量。

（六）运动系统——人体动力装置

1. 骨骼生长迅速

婴幼儿正处于身高迅速增长时期，其骨骼不断增长、加粗，同时骨骼外层骨膜比较厚，血管丰富，有利于婴幼儿骨骼的生长和骨组织的再生及修复。

2. 骨骼数量比成人多

婴幼儿骨骼总数比成人多的原因是一些骨骼尚未成熟，尚未融合连接成为一个整体，如婴幼儿的髋骨与成人不同，它还不是一块完整的骨头，婴幼儿的髋骨由髂骨、坐骨和耻骨三块骨头借助软骨连接在一起，要到 20 ～ 25 岁才能完全融合，成为一块完整的骨头。

3. 骨骼柔软易弯曲

婴幼儿的骨骼含有胶原蛋白等有机物，所以骨骼柔软，弹性大，可塑性强。婴幼儿可以做许多成人无法做到的动作，如婴幼儿能吃到自己的脚。但同时骨骼也很容易出现变形、弯曲，所以不宜对婴幼儿做过于用力的拉拽等动作。应注意，维生素 D、钙的缺乏会导致“O”形腿或“X”形腿。

4. 头部骨骼尚未发育好

婴儿出生时颅骨尚未完全闭合，而是存在骨缝，有前囟和后囟。其中顶骨和额骨边缘形成的菱形间隙称为前囟，顶骨与枕骨边缘形成的三角形间隙称为后囟，如图 1－7 所示。婴幼儿的骨缝要到 4 ～ 6 个月才能闭合，后囟最迟于出生后 6 ～ 8 周闭合，前囟约在 1 ～ 1.5 岁时闭合，前囟闭合早晚是用来判断婴幼儿是否正常发育的重要标志。

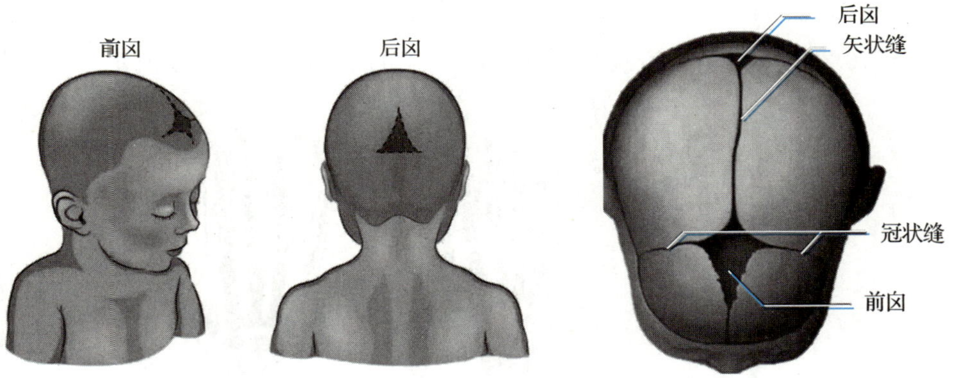

图 1－7　婴儿的颅骨

5. 脊柱的生理弯曲

人的脊柱有 4 个生理弯曲，分别为颈曲、胸曲、腰曲、骶曲。其中前 3 个生理曲度是在婴儿出生后才开始逐渐出现的。婴儿出生时脊柱几乎是直的，仅仅是轻微后凸，出生 3 个月左右开始出现颈椎前凸，即颈曲，此时婴儿可以做出抬头的动作；出生 6 个月左右出现胸椎后凸，即胸曲，此时婴儿可以独坐；1 岁左右开始出现腰椎前凸，即腰曲，此时婴儿可以独立行走。7 岁之前，生理弯曲不固定，7 岁之后，随着韧带的发育完善，4 个生理弯曲才能逐渐固定。婴幼儿大动作的发育如图 1－8 所示。

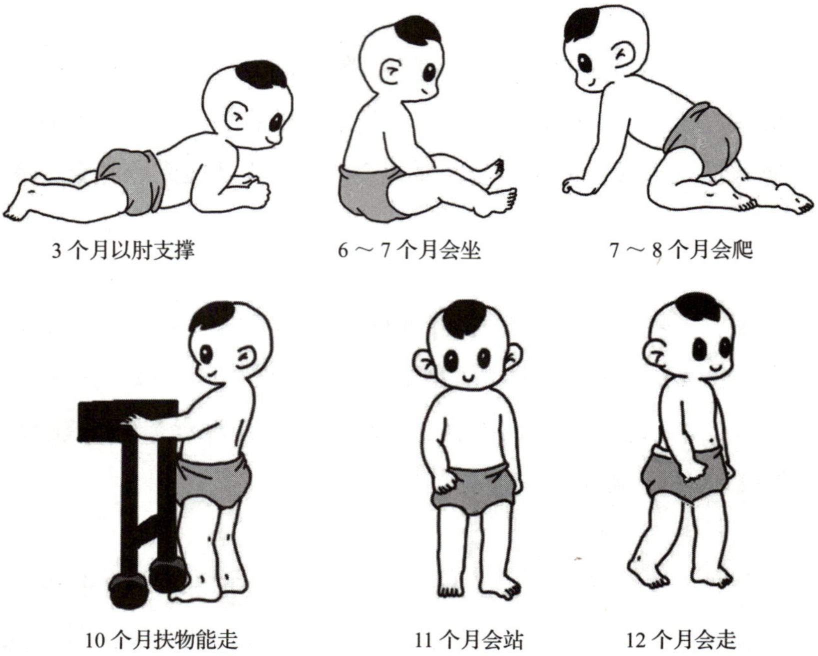

图 1－8　婴幼儿大动作的发育

6. 腕骨的钙化

婴儿出生时腕骨都是软骨，6 个月时会出现骨化中心。婴儿出生后，每年骨化中心增加一个，至 10 岁时长全，代表腕骨发育成熟。腕骨的变化如图 1－9 所示。所以婴幼儿

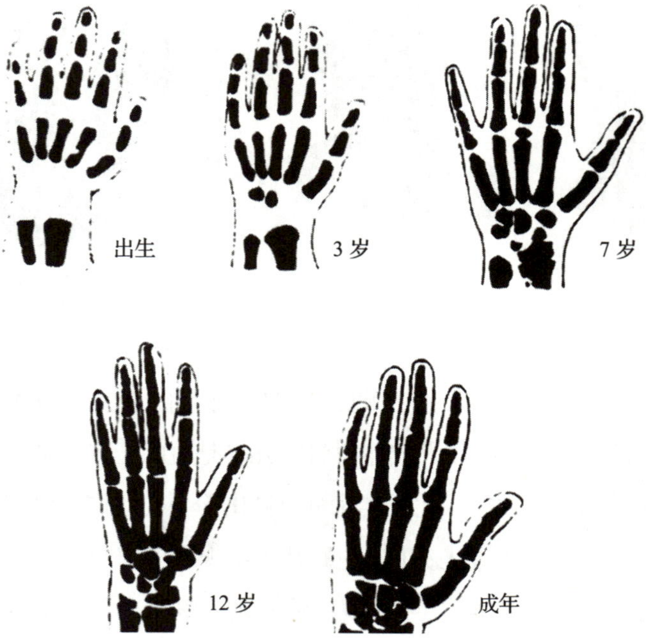

图 1－9　腕骨的变化

的手部精细动作一般比大肌群的粗大动作发展得要晚，而且婴幼儿手部力量小，不能拿重物。而婴幼儿的骨骼弹性较成年人要大，骨骼脆性小，所以婴幼儿不易出现骨折。

（七）神经系统——人体指挥中心

1. 脑

婴儿出生时脑的重量为 350 g，是成人脑重的 1/4；6 个月时脑的重量为出生时的两倍，是成人脑重的 1/2；2 岁时脑的重量为出生时的 3 倍，是成人脑重的 2/3；3 岁时接近成人脑重的 3/4；6 岁时脑重达到 1 280 g，基本达到了成人脑的重量。

2. 头围

新生儿的平均头围为 34 cm，1 岁时约为 45 cm，2 岁时约为 47 cm，3 到 4 岁时大约长 1.5 cm，以后增长更少。

3. 髓鞘

新生儿的神经细胞轴突表面无髓鞘，兴奋传导较慢，对外界的刺激会发生神经传导的串电现象，对外界刺激的反应慢且不精确，比如触碰新生儿的手，会引起其全身的抽动。

随着年龄的增长，髓鞘逐渐形成，在中枢神经系统中，先形成感觉神经，后形成运动神经，其他部分更晚。到了 6 岁左右，大脑半球神经传导通路完成髓鞘化，对刺激的反应日益迅速、准确。

（八）感觉系统——人体与外界沟通的途径

1. 皮肤

婴幼儿皮肤细嫩，角质层薄，皮肤的保护功能较差；真皮层的胶原纤维和弹性纤维较少，细菌容易入侵，皮肤保护功能差，易感染。所以婴儿刚出生时不宜亲吻他们，容易引起细菌和病毒的感染。

2. 眼睛

（1）眼睛发育不良。5 岁前的婴幼儿由于眼睛发育不完善，眼球前后径短，物像往往落在视网膜后面，容易造成婴幼儿的生理性远视。

（2）眼睛调节能力强。婴幼儿的晶状体弹性好，调节能力强，尽管是生理性远视，但对于较近的物体仍能看得比较清楚。

3. 耳

人耳内有一管道与咽部相通，称为耳咽管。婴幼儿的耳咽管短、管径宽，呈水平位置，上呼吸道的细菌、病毒等病原体十分容易从耳咽管进入中耳，引发中耳炎。

第二节　婴幼儿生理学特点

一、婴幼儿生理学特点概述

（一）生理特点

1. 脏腑娇嫩，形气未充

脏腑即五脏六腑。“形”是指形体结构，即四肢百骸、筋肉骨骼、精血津液等。“气”指的是生理功能活动，如肺气、脾气等。脏腑娇嫩是指婴幼儿机体各系统、器官的形态发育不完善和脆弱。形气未充是指婴幼儿形体结构和功能活动未臻健全。从婴幼儿脏腑娇嫩的具体表现来说，肺、脾、肾三脏最为突出。肺主一身之气，外合皮毛，肺气弱则卫外功能不固，因此婴幼儿外感疾病最多。脾为后天之本，主司运化营养精微，婴幼儿营养物质需求量大，而脾胃功能尚未健旺，故脾胃容易受损。肾为先天之本，主骨生髓，婴幼儿初生之时肾气未健，容易出现生长发育障碍。古代医家将婴幼儿这种娇嫩状态概括为“稚阴稚阳”。

2. 生机蓬勃，发育迅速

生机蓬勃是指婴幼儿生命力旺盛，充满生机。发育迅速是指婴幼儿生长和发育的速度很快，这是婴幼儿时期的另一个重要生理特点。由于婴幼儿出生时机体诸多方面功能尚未成熟，因此，在生长发育过程中，其体格、智力以及各种生理功能均不断向完善、成熟的方向发展，年龄越小，生长发育的速度越快。古代医家将婴幼儿这种生机旺盛的状态概括为“纯阳”。

（二）病理特点

1. 发病容易，传变迅速

由于婴幼儿脏腑娇嫩，形气未充，体质和功能均较脆弱，对疾病的抵抗能力差，寒暖不能自调，乳食不知自节，一旦调护失宜，则外易为六淫所侵，内易为饮食所伤，因此容易患病，并以外感时邪和肺脾二脏的病症为多见，而且患病之后变化迅速。婴幼儿疾病的传变主要表现在寒热虚实的互相转化。在疾病的进程中，其寒症每易化热，热极又易生风，因此临床上婴幼儿热症及惊风较多见。而热症又容易导致阳虚衰脱，出现阴寒之症。婴幼儿患病，初起以实症居多。而实症往往会迅速转化为虚症，或出现虚实并见的证候。

古代医家将婴幼儿这种特点概括为“易虚易实，易寒易热”。

2. 脏气清灵，易趋康复

婴幼儿疾病在病情发展转归过程中，既有传变迅速、病情易转恶化的一面，又有脏气清灵、活力充沛、反应敏捷的一面。婴幼儿患病以后，经过合理的治疗，病情好转快、康复快，而且后遗症少。因此，婴幼儿患病以后，及时正确的治疗对预后至关重要。古代医家将婴幼儿这种脏气清灵的特点概括为“随拨随应”。

（三）临床方面的特点

1. 疾病种类

婴幼儿的疾病种类与成人有很大不同。由于婴幼儿的免疫功能尚未完善，免疫球蛋白水平较低，机体各系统在解剖和生理方面尚未健全，因此感染性疾病发病率较高。由于婴幼儿代谢旺盛，对营养物质需要量大，但胃肠功能又不成熟，因此极易造成营养缺乏和消化功能紊乱。此外，婴幼儿患先天性遗传病较多见。

2. 病理变化

由于婴幼儿发育不够成熟，不同病因引起的反应往往与成人迥异，因此会发生不同的病理变化。相同的致病因素对不同年龄的机体会引起不同的病理反应。如婴幼儿稍受疾病的刺激，即会出现异常血象；维生素 D 缺乏时很容易发生佝偻病；肺部受到感染时，婴幼儿常发生支气管肺炎的病理变化。

3. 临床表现

婴幼儿患急性传染病或感染性疾病，往往起病急、来势凶、病情变化快，容易伴发败血症、呼吸衰竭、循环衰竭、水和电解质紊乱等。例如，婴幼儿发热往往容易发生惊厥；腹泻患儿很容易出现脱水和酸中毒表现；小儿肺炎较易并发心力衰竭。

4. 预后转归

婴幼儿患病虽然起病急、变化多，但如果诊治及时恰当，好转恢复也快。而且婴幼儿各脏器组织修复能力较强，后遗症一般较成人少。但一些年幼、体弱的婴幼儿患病后病情恶化较快，因此婴幼儿的病死率高于成人。

二、婴幼儿身体系统的生理学特点

（一）婴儿呼吸系统的生理学特点

1. 上呼吸道具有调节温度的作用

婴幼儿上呼吸道黏膜有丰富的毛细血管网，呼吸时能使吸入的冷空气升温，以使其接近体温，还可以起到加湿作用。婴幼儿的鼻腔无鼻毛，灰尘、微生物等易侵入呼吸道。

2. 黏膜纤毛的清除作用

支气管以上部位的黏膜上皮细胞，均有纤毛运转系统，其具有清除功能，对防止感染、维持正常功能是非常重要的，微生物或颗粒吸入后，黏膜纤毛摆动，会使它们以痰的形式排出体外。

3. 肺回缩力小

婴幼儿肺回缩力与胸廓回缩力比成人小，故肺处于膨胀状态，若需氧量增加，由于缓冲气量较少，因此易出现换气不足的症状。

（二）婴幼儿心血管系统的生理学特点

1. 心率

婴幼儿出生时心脏的迷走神经发育尚未完善，交感神经占优势，所以心率较快。5 岁以后，心脏神经结构渐具成人特征，10 岁时完全成熟。年龄越小，心率及血流速度越快。

2. 骨髓

婴幼儿出生后主要是骨髓造血。出生后头 5 年，所有骨髓均为红髓，全部参与造血，以满足生长发育需要。以后随着年龄增长，黄髓增多而红髓相应减少。

3. 血量

正常人的血量约占体重的 7% ～ 8%，每千克体重约有 70 ～ 80 mL 的血液。婴幼儿每千克体重的血量约为 85 mL，比成年人多。年龄越小，每千克体重的血量越多，这是为了保证成长过程中代谢所需要的氧气充足。

（三）婴幼儿消化系统的生理学特点

1. 口腔

（1）牙齿发育变化大。

婴儿最开始长出的牙齿称为乳牙，7 ～ 8 岁换牙后的牙称为恒牙。乳牙的萌出是有一定顺序的，婴幼儿出生时乳牙尚未萌出，不能咀嚼食物，4 ～ 10 个月时开始出牙，2 岁左右长齐，共 20 颗。乳牙的生长顺序一般是先从中间的上下两颗开始萌出，然后是两侧萌出，呈现出先下后上、自前往后的特点，一般顺序为：2 个下中切牙，进而 4 个上切牙，进而 2 个下侧切牙，进而 4 个第一乳磨牙，进而 4 个乳尖牙，进而 4 个第二乳磨牙，如图 1－10 所示。如果出生 12 个月尚未萌出乳牙，称为乳牙萌出延迟。

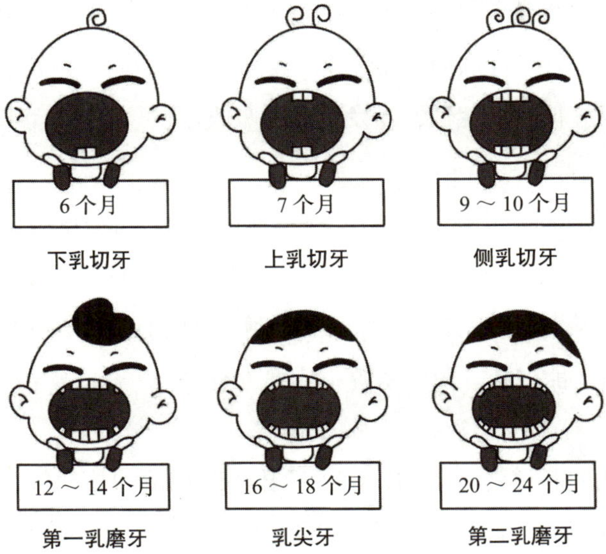

图 1 - 10　婴幼儿乳牙萌出顺序

乳牙牙釉质薄，牙本质较松脆，容易被腐蚀形成龋齿。一旦发生龋齿，短时间就可穿透牙髓腔，引起疼痛。

（2）生理性流涎。

新生儿及婴幼儿口腔黏膜薄嫩，血管丰富，唾液腺不发达，口腔黏膜干燥，易受损伤和发生局部感染。3 个月以下婴儿唾液中淀粉酶含量低，不宜喂淀粉类食物。3 ～ 4 个月时唾液分泌开始增加，婴儿口底浅，不能及时吞咽所分泌的唾液，因此常出现生理性流涎，5 ～ 6 个月时最明显。

2. 胃

新生儿胃容量约为 30 ～ 60 mL，后随年龄而增大，1 ～ 3 个月时为 90 ～ 150 mL，1 岁时为 250 ～ 300 mL。由于新生儿胃容量小，所以喂食应当少量多次，喂食的次数应较年长婴幼儿多。婴儿的胃呈水平位，当开始行走时其位置逐渐变为垂直。胃平滑肌发育尚未完善，在充满液体食物后易使胃扩张。由于贲门肌张力低，幽门括约肌发育较好，且自主神经调节差，因此易引起幽门痉挛，出现呕吐。胃黏膜有丰富的血管，但腺体和杯状细胞较少，盐酸和各种酶的分泌均较成人少且酶活力低，消化功能差。

婴幼儿胃排空时间随食物种类不同而异，稠厚且易形成凝乳块的乳汁排空慢。水的排空时间为 1.5 ～ 2 h，母乳为 2 ～ 3 h，牛乳为 3 ～ 4 h。早产儿胃排空更慢，易发生胃潴留。

3. 肠

婴幼儿肠道长度与身高的比例相对比成人要大，这样有利于增加肠道消化和吸收食物的面积，以满足婴幼儿生长发育的需要。但婴幼儿的肠壁薄，黏膜脆弱，肠液中的各种酶含量较成人低，这对完成消化吸收功能不利。婴幼儿肠系膜相对较长且活动度大，易发生肠套叠和肠扭转。肠乳糖酶活性低，易发生乳糖吸收不良。

4. 肝

婴幼儿肝细胞发育尚不完善，肝功能亦不成熟，解毒能力较差。婴儿期胆汁分泌较少，对脂肪的消化、吸收功能差。婴幼儿感染乙型肝炎、丙型肝炎后均易成为慢性携带者，严重者可使生长发育受影响，可能与小儿肝脏解剖、生理及免疫系统的特点，如血液供应丰富、肝细胞再生能力强、免疫系统不成熟等有关。

5. 肠道细菌

在母体内，胎儿的肠道是无菌的，出生后数小时细菌即从空气、奶头、用具等经口、鼻、肛门入侵至婴儿肠道。一般情况下，胃内几乎无菌，十二指肠和小肠上部细菌也较少，结肠和直肠细菌最多。肠道菌群受食物成分影响，单纯母乳喂养儿的肠内双歧杆菌占绝对优势；人工喂养和混合喂养儿的肠内大肠杆菌、嗜酸乳杆菌、双歧杆菌及肠球菌所占比例几乎相等。正常肠道菌群对侵入肠道的致病菌有一定的抵抗作用。消化功能紊乱时，肠道细菌大量繁殖可进入小肠甚至胃内而致病。婴幼儿肠道正常菌群脆弱，易受内外界因素影响而致菌群失调，引起消化功能紊乱。

6. 婴幼儿正常的粪便

单纯母乳喂养儿的粪便呈黄色或金黄色，均匀糊状，偶有细小凝乳块，不臭，有酸味，每日排便 2 ～ 4 次。一般在添加辅食后次数减少，1 周岁后减至 1 ～ 2 次。

人工喂养儿的粪便呈淡黄色或灰黄色，较稠，为碱性或中性，量多，较臭，每日 1 ～ 2 次，易发生便秘。

混合喂养儿的粪便与人工喂养儿的粪便相似，但较软、呈黄色。添加辅食后，粪便性状逐渐接近成人，每日 1 ～ 2 次。

（四）婴幼儿泌尿系统的生理学特点

足月儿出生时肾脏已能有效发挥作用，在一般情况下能够完成肾脏生理机能，但是储备功能差，调节机制不够成熟。在喂养不当、疾病或应激状态下，易出现功能紊乱。婴儿出生后，机体内环境的调节主要依靠肾脏维持。随着生理要求的提高，肾功能迅速提高，到 1 岁后，各项肾功能按体重或体表面积计算已接近成人水平。

（五）婴幼儿内分泌系统的生理学特点

内分泌系统障碍会导致婴幼儿出现相应的疾病。比如，如果甲状腺激素分泌过少，婴幼儿会出现呆小症，表现为智商较低、个头较小，影响正常的生长发育；如果垂体生长素分泌过少，则会引起婴幼儿发育迟缓，导致侏儒症，生长素分泌过多则会引起身高增长过快，导致巨人症；先天性的胰岛素分泌不足，可以引起糖尿病等。

1. 脑垂体

脑垂体分泌的生长激素较多，生长激素的分泌在一昼夜间并不均匀。夜间入睡后，生长激素才大量分泌。由于婴幼儿的睡眠时间较长，脑垂体分泌的生长激素较多，因此会加速骨骼的生长发育。如果婴幼儿睡眠时间不够、睡眠不安，生长激素的分泌减少，就会影响身高的增长，使遗传的潜力不能充分发挥。因此，睡眠是使人体长高的“营养素”。成人要保证婴幼儿睡眠充足，更要养成孩子正确的睡眠习惯。

2. 甲状腺

碘是合成甲状腺素的原料，缺碘会影响婴幼儿甲状腺的功能。从胎儿期到出生后 2 岁，是人脑发育的重要阶段，这个时期每天至少需要 40 ～ 70 μg 的碘来合成足够的甲状腺素以保证正常脑发育，缺碘会导致甲状腺素合成不足，引发一系列的症状和疾病，尤其是会对智力造成损害，可导致智力低下。孕期若缺碘，可致甲状腺机能不足，胎儿甲状腺发育不全，婴儿出生后易患呆小症。

婴幼儿患甲亢者非常罕见，患儿大多是 6 岁以上的学龄儿童。大多数患儿在青春期发病，以 10 ～ 12 岁最多，小于 5 岁者少见，女性多见。儿童甲亢的临床过程个体差异很大，一般症状逐渐加重，症状开始到确诊时间一般为 6 ～ 12 个月。

3. 胸腺

由骨髓产生的淋巴干细胞在胸腺素的作用下才具有免疫功能。幼年时，如果胸腺发育不全，则会影响机体的免疫功能，以致反复出现呼吸道感染及腹泻，或发生其他免疫缺陷病。先天性无胸腺的婴幼儿往往 5 岁前就会夭折。而成人切除胸腺对免疫机能无显著影响，其原因是由胸腺产生的淋巴细胞早已遍布全身，可以长期在有关的淋巴器官和组织中存活。

4. 松果体

光照过度会引起婴幼儿性早熟。松果体分泌的褪黑激素能抑制腺垂体促性腺激素的释放，可以防止性早熟。当人在夜间进入睡眠状态时，松果体会分泌大量的褪黑激素，这种激素在深夜 11 点至次日凌晨分泌最旺盛，天亮之后有光源便停止分泌。婴幼儿若受过多的光线照射，会减少褪黑激素的分泌，引起睡眠紊乱后就可能导致性激素提前分泌，从而导致性早熟。所以，要避免强光照射婴幼儿，睡觉时要关灯。

（六）婴幼儿运动系统的生理学特点

1. 关节发育不全

由于婴幼儿关节发育不全，关节窝浅，关节韧带松弛，因此容易发生关节脱臼。

2. 足弓尚未形成

婴儿关节发育不全，出生时脚没有脚弓。婴幼儿到了站立和行走时，才开始出现脚弓。由于婴幼儿的肌肉力量小，韧带发育不完善，长时间站立、行走、负重或经常不活动可导致脚底的肌肉疲劳，韧带松弛，出现扁平足，影响行走和运动。

3. 肌肉力量小

婴幼儿肌纤维纤细，肌肉的力量和能量储备少，肌肉收缩力较差，容易产生疲劳，不能负重。

4. 肌肉发育顺序

肌肉发育按从上到下、从大到小的顺序进行，先发育颈部肌肉，再发育躯干和四肢肌肉，所以婴儿大动作出现的顺序是先学会抬头，再学会坐、立、行走、跑、跳，而手部的精细动作要到 5 岁左右才能逐渐发育完成。

（七）婴幼儿神经系统的生理学特点

1. 脑发育迅速

婴幼儿大脑发育十分迅速，脑重量增长很快。通常新生儿脑重量平均为 350 g，1 岁时可达 950g，6 岁时可达 1 280 g，接近成人水平（成人为 1 400 ～ 1 500 g）。婴儿出生 6 个月时的脑体积相当于成人的 50%，而 3 岁时的脑体积相当于成人的 75%。0 ～ 3 岁是大脑发展的黄金时期。

2. 大脑功能发育不全

婴幼儿的大脑尚未完全建立起各种神经反射，所以在运动、语言、思维等各方面的能力都不及成人。6 岁幼儿的大脑在重量上已接近成人水平，但功能仍不完善，虽然有大量的神经元，但神经细胞间尚未建立大量的联系，突触尚未完全形成，需要用大量的信息刺激来帮助幼儿建立起各种感觉通道，建立起神经元之间的有效连接。如果神经元之间无法形成突触连接，神经元就可能会退化，乃至消失。

3. 神经髓鞘化

髓鞘是指包裹在神经凸起外面的一层类似电线绝缘体的磷脂类物质，可以防止神经冲动“跑电”“串电”，使人的动作更为准确。刚出生时，婴幼儿的神经细胞缺乏髓鞘，因此，兴奋传导易波及邻近神经而引起泛化现象，许多动作不精确，通常到 4 岁时完成神经纤维髓鞘化。

4. 大脑易兴奋、易疲劳

婴幼儿大脑皮层发育不完善，兴奋占优势，抑制过程形成较慢，对外界刺激非常敏感，因此，婴幼儿容易激动，注意力不能持续集中，不能长时间做一件事，容易疲劳。

5. 小脑发育晚

婴幼儿出生时脑干、脊髓已发育成熟，但小脑发育较晚。到3岁左右小脑功能才逐渐完善。因此，1～3岁的婴幼儿平衡能力差，走路不稳，动作协调性差，容易摔跤。

6. 自主神经发育不全

婴幼儿自主神经发育尚不完善，表现在内脏器官的功能活动不稳定。如婴幼儿的心率和呼吸频率较快，节律不稳定，胃肠消化功能容易受情绪的影响。

7. 睡眠

睡眠是一种自然的生理现象，它可以使神经系统进入保护性抑制状态，让神经细胞蓄积能量，重新恢复工作能力。通过睡眠可以逐渐增强大脑皮层的调节机能，提高神经活动的灵敏性和平衡性；发展运动技能、技巧，可以使神经细胞反应灵敏、迅速而又不易疲劳。新生儿，除了吃奶，几乎全是处于睡眠状态。1～6个月的婴儿每天需要睡眠16～18 h，7～12个月的婴儿每天需要睡眠14～15 h，1～2岁的幼儿每天需要睡眠13～14 h，2～3岁的幼儿每天需要睡眠12 h左右。有的孩子睡眠时间虽少，但是入睡快，睡得香，醒来精神足，也是正常的。

（八）婴幼儿感觉系统的生理学特点

1. 新陈代谢活跃

婴幼儿皮肤的新陈代谢快，分泌物多，需要经常清洗，如果不及时清洗容易长疖。

2. 体温调节能力差

婴幼儿皮肤的散热和保温能力都不及成人，容易受凉或中暑，特别是新生儿，易发生“脱水热”，更容易受凉或中暑。

3. 皮肤渗透作用强

婴幼儿反肤薄嫩，渗透作用强，一些有害物质很容易通过皮肤被机体吸收，引起中毒。

4. 眼睛容易近视

婴幼儿由于远视，看近物时需要收缩睫状体使晶状体凸出。长时间看近物，容易造成睫状体疲劳，眼睛调节能力下降，晶状体凸度增大，使物像聚焦在视网膜前，看远物不清楚，所以婴幼儿眼睛容易近视。

5. 对声音敏感

婴幼儿对声音比较敏感，当声音达到60分贝时，呼吸就会有改变，会影响婴幼儿的睡眠和休息。婴幼儿的耳发育尚未完善，对于噪声比较敏感。

第三节　婴幼儿急救与成人急救的不同

一、婴幼儿急救技术操作与成人的不同

正因为婴幼儿具备与成人不同的解剖学和生理学特点，又正处于生长发育比较快的时期，身体的各项机能恢复速度会比较快，所以婴幼儿急救技术与成人有很多不同之处，主要是成人急救操作中采取的一些方式对于婴幼儿急救来说并不太适合，需要针对婴幼儿的解剖学和生理学特点采用特定的急救技术。

（一）心肺复苏术

心肺复苏术（cardio pulmonary resuscitation，CPR）是指当呼吸和心搏骤停时，合并使用人工呼吸及胸外按压来进行人工辅助以恢复患者呼吸及心跳的急救技术。心肺复苏术包括呼叫查看反应（脉搏、呼吸、应答反应）、拨打急救电话、胸外按压恢复心跳、清理呼吸道后人工呼吸、除颤仪除颤五大步骤。

婴幼儿胸外按压（见图1－11）和成人胸外按压（见图1－12）存在以下不同之处：

（1）判断脉搏的位置不一样：婴儿是判断肱动脉，幼儿是判断股动脉，成人一般是判断颈动脉。

（2）胸外按压位置不一样：对于成人和幼儿，按压两乳头连线之间的胸骨处，对于婴儿，按压两乳头连线之间的胸骨稍下方。

（3）胸外按压的方法不一样：对婴儿采用环抱法，用一侧中指及无名指指腹按压；对幼儿采用一手掌根按压；对成人用掌根，双手按压。

（4）按压深度：成人按压深度为5～6 cm，婴儿为胸骨下陷约4 cm，幼儿胸骨下陷至少达到胸廓前后径的三分之一。

（5）胸外按压频率：均是 100 ～ 120 次 / 分钟，按压 / 呼吸比例为 30 : 2。

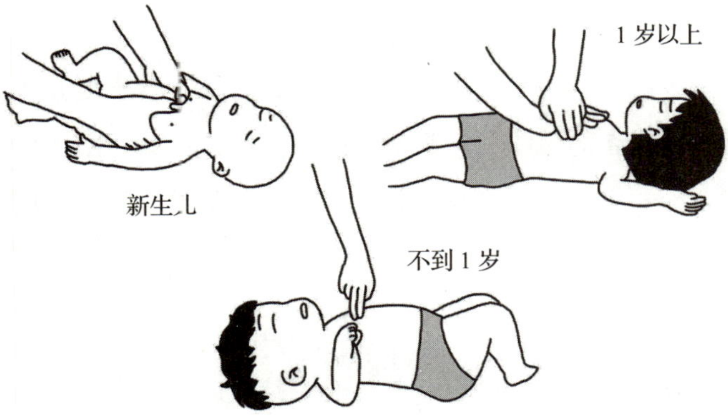

图 1－11 婴幼儿胸外按压

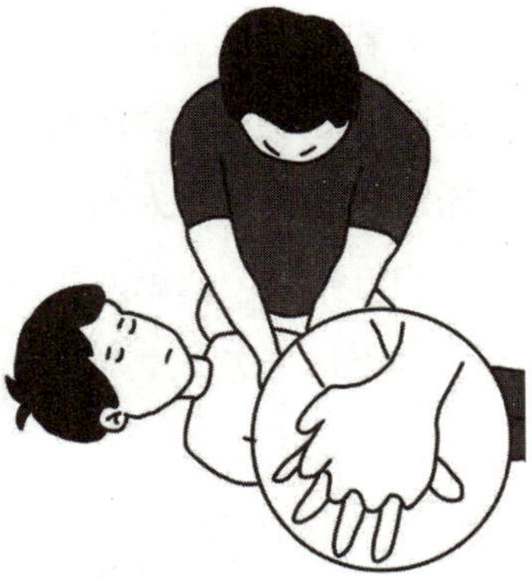

图 1－12 成人胸外按压

（二）海姆立克急救法

海姆立克急救法是海姆立克医生发明的一种专门抢救急性呼吸道被异物阻塞引起的呼吸困难的方法，是目前世界上公认有效的抢救方法之一。其原理主要是冲击患者的上腹部，令腹部的膈肌迅速上抬，使胸腔的压力突然增加，从而给气道一股向外的冲击力，可以促使阻塞在气道的异物排出。如果是孕妇或者肥胖人士，在腹部不能按压的情况下，可以按压患者的胸骨下半部分，也能够使胸腔的压力突然增加，达到以上效果。注：建议采用过海姆立克急救法的患者去医院就诊，排除可能的内脏损伤。

知识链接

何为“海姆立克急救法”

海姆立克急救法，又称海姆立克腹部冲击法，简称海氏急救法，是由美国一位从事外科救治的医生海姆立克经过反复多次的研究和动物试验之后发明出来的。1974 年，他首先应用该法成功抢救了一名因食物阻塞了呼吸道而发生窒息的患者，从此该法在全世界被广泛应用，拯救了无数患者，因此便以这位医生的姓名命名该法，即海姆立克急救法。其原理是通过冲击腹部－膈肌下软组织，产生向上的压力，压迫两肺下部，从而驱使肺部残留空气形成一股气流。这股带有冲击性、方向性的气流能将堵住气管、喉部的食物硬块等异物驱除，使人获救。

成人海姆立克急救法的标准动作和儿童海姆立克急救法的标准动作是不一样的，具体如下：

（1）若是小于1岁的婴儿有呼吸道异物，则不可使用海姆立克急救法，以免伤及腹腔内器官，应改为拍背压胸法。具体方法为：一手置于婴儿颈背部，另一手置于婴儿颈胸部，先让婴儿趴在大人前臂，依靠在操作者的大腿上，头部稍向下前倾，在其背部两肩胛骨之间拍打5次，依患儿年龄决定力量的大小。再将婴儿翻正，在婴儿胸骨下半段，用食指及中指压胸5次。重复上述动作直到异物吐出。如图1－13所示。

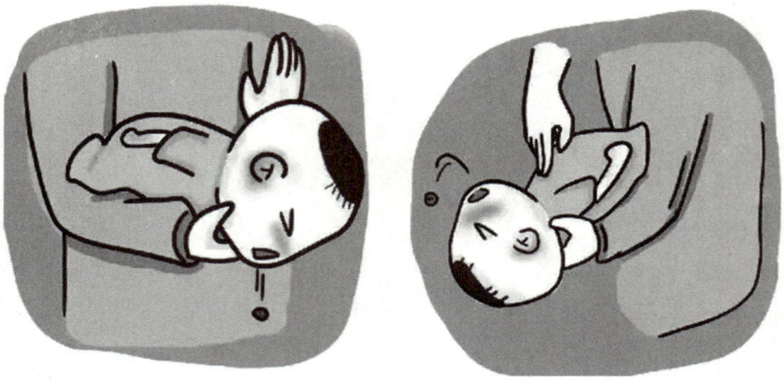

图1－13　拍背压胸法

（2）若是幼儿或成人，施救者站在患者后面，脚成弓步状，前脚置于患者双脚间。施救者一手握拳，大拇指侧与食指侧对准患者剑突与肚脐之间的腹部，具体在肚脐上两横指处。病人处于前倾位，头部略低，嘴要张开，有利于呼吸道异物被排出。施救者另一手置于拳头上并握紧，双手急速冲击性地向内上方压迫其腹部，反复有节奏、有力地进行，以形成的气流把异物冲出。如图1－14所示。这一急救法又被称为“余气冲击法”。

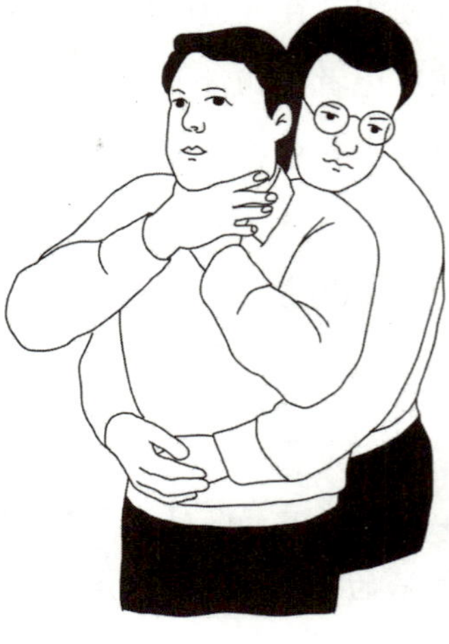

图1－14　成人海姆立克急救法

二、婴幼儿常见急救情形与成人的不同

由于婴幼儿的年龄特点，其常见的急救情形与成人有所不同。婴幼儿由于年龄较小，生活自理能力较差，好奇心强，活泼好动，所以其常见的急救情形包括烫伤、烧伤、擦伤、流鼻血、气道异物梗阻、淹溺、骨折、食物中毒等（见图1－15），而较少发生成人的高血压危象、心脑血管的意外等急救情形。

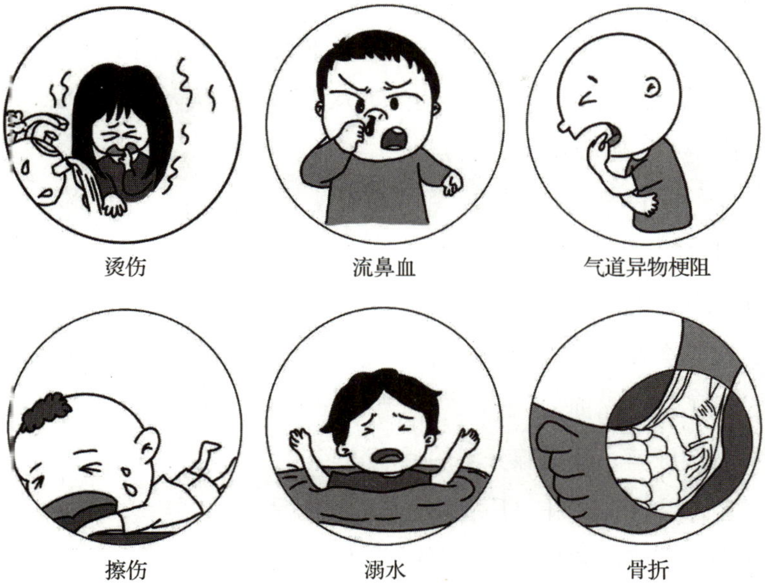

图 1－15　婴幼儿常见急救情形

本章小结

婴幼儿处在人生的最初阶段，身体尚未发育完善，这导致婴幼儿的身体比较娇嫩，需要我们多加注意和呵护。在婴幼儿急救操作上，应当注意不要对婴幼儿的身体造成伤害。因为婴幼儿活泼好动、表达能力差，所以其急救与成人存在不同，表现在婴幼儿常见的急救情形与成人不同，婴幼儿的急救技术操作手法也与成人不同。

同步习题

一、选择题

1. 婴幼儿在 3 岁时，脑重相当于成人脑重的（　　）。

A. 75%　　B. 50%　　C. 90%　　D. 99%

2. 婴幼儿出生时腕骨全部为软骨，腕骨全部钙化大约在（　　）。

A. 13 岁左右　　B. 8 岁左右

C. 6 岁左右　　D. 10 岁左右

3. 婴幼儿肌肉的发育遵循（　　）的顺序。

A. 从下到上，从小到大　　B. 从下到上，从大到小

C. 从上到下，从小到大　　D. 从上到下，从大到小

4. 婴幼儿年龄越小，呼吸越（　　）。

A. 强　　B. 弱　　C. 快　　D. 慢

5. 婴儿爱流口水的原因是（　　）。

A. 看到了美味的东西

B. 口腔浅，又不会及时吞咽口水

C. 因为肚子饿了，想吃食物

D. 婴儿新陈代谢旺盛，唾液腺分泌的唾液较多

6. 关于婴儿容易溢奶的原因，下列说法不正确的是（　　）。

A. 胃呈水平位，即贲门和幽门几乎保持水平

B. 吃奶时胃中吸入空气或喂奶后胃部受到振动

C. 幽门括约肌发育较好且收缩力较强

D. 贲门括约肌发育较好且收缩力较强

7. 婴幼儿生长激素分泌不足会导致侏儒症，患者与同年龄段婴幼儿相比（　　）。

A. 身材矮小　　B. 身材高大

C. 性器官发育不正常　　D. 智商低下

二、判断题

1. 在婴幼儿整个发育时期，都要注意培养婴幼儿良好的体姿，预防脊柱变形。（　　）

2. 成人的脊柱有四个生理弯曲，分别是颈、胸、腰、骶四个生理弯曲。但新生儿的脊柱由软骨组成，几乎是直的。（　　）

3. 扁平足是由遗传因素引起的，与婴幼儿过于肥胖，走路、直立时间过长或负重过度等因素无关。（　　）

4. 婴幼儿鼻腔窄小，鼻毛少，不能阻挡灰尘和细菌，所以易堵塞，患上呼吸道感染。（　　）

5. 为预防异物进入呼吸道，不要让婴幼儿玩扣子、硬币、玻璃球、豆类等小东西。（　　）

6. 婴儿胃呈水平位，是婴儿溢奶的原因之一。（　　）

7. 人在出生前半年至出生后一年是脑细胞数量增长的重要阶段。（　　）

8. 婴儿出生时身长平均为 60 cm 左右。（　　）

三、简答题

1. 结合实际谈谈婴幼儿骨骼的发育特点。

2. 婴幼儿神经系统的发育特点是怎样的？

四、思考题

为什么婴幼儿急救技术操作与成人有所不同？

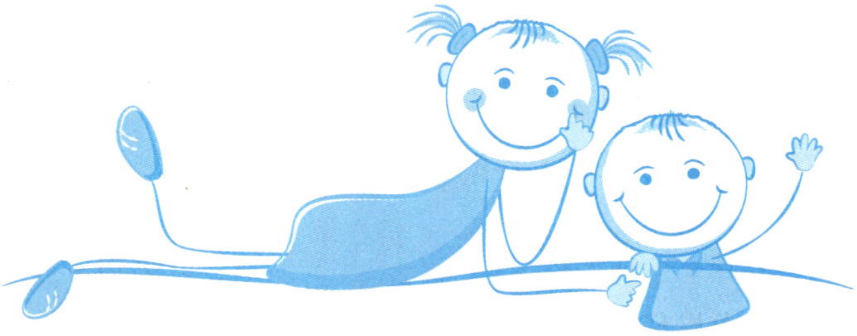

第二章　常用婴幼儿急救基本技术

学习目标

知识目标

1. 了解常用婴幼儿急救基本技术的内容。
2. 掌握常用婴幼儿急救基本技术的实施要点。
3. 掌握止血、包扎、固定、搬运技术的适应证和注意事项。

能力目标

1. 能熟练掌握婴幼儿急救基本技术的内容。
2. 能在婴幼儿遇突发事件时迅速而正确地应用急救技术。

素养目标

1. 通过学习急救基本技术，了解我国在婴幼儿急救方面的发展。
2. 认识急救基本技术在婴幼儿成长过程中的重要性。

案例导入

2021 年，某地一名 2 岁男孩在托育机构遭异物卡喉 3 分钟不幸身亡。在监控录像中可以清楚地看到，孩子当时急得满场乱跑，并不断尝试用手把嘴里的东西抠出来，其间还撞歪了室内的桌椅。120 急救赶到后立即实施抢救，但最终抢救无效，男孩不幸身亡。

问题：如果你是目击者，你会如何帮助异物卡喉的小朋友？

第一节　气道异物梗阻的急救处理

一、气道异物梗阻的原因

新生儿因为身体发育不健全，若哺乳时方法不当或喂奶后体位频繁改变，就会导致溢奶，使胃内容物返流，严重时会将奶汁、奶块呛入气管，阻塞呼吸道引起窒息。

婴幼儿医喉咙保护机制和咀嚼吞咽功能不健全，又喜欢将食物或小物品噙在口中玩耍，或进食时常嬉笑哭闹，易将坚果类食物、果冻类食物、小玩具零件等吸入气管内，造成气道异物梗阻，严重情况下若抢救不及时会在数分钟内引起窒息死亡。

二、气道异物梗阻的表现

根据新生儿的生理特点和解剖结构，发生溢奶引起的呛咳和窒息时，临床表现为乳汁从鼻腔和口腔流出，呛咳抽动，面色发绀，呼吸困难甚至停止，四肢绵软，双眼上翻。

婴幼儿吞入或误吸异物的最初表现为：咽喉疼痛，自主流涎，由于呼吸道黏膜受刺激而出现剧烈呛咳、喉部发出哮鸣音，伴面色青紫，四肢抽搐，严重者可导致窒息死亡。

三、气道异物梗阻的处理

（一）腹部冲击法（海姆立克急救法）

腹部冲击法适用于1岁以上有意识可站立的幼儿，具体操作如下：首先让患儿站立，施救者站或跪于患儿身后，并将一条腿向前插入患儿两腿之间呈弓步，另一条腿在后伸直，双臂环抱患儿腰部，使其上身前倾。施救者一手握拳，拳眼置于患儿剑突和脐的腹中线部位，另一手紧握该拳，并连续、快速、用力地向上、向后冲击，直至异物排出。如图2－1所示。当患儿站立不便时，可让患儿平躺，

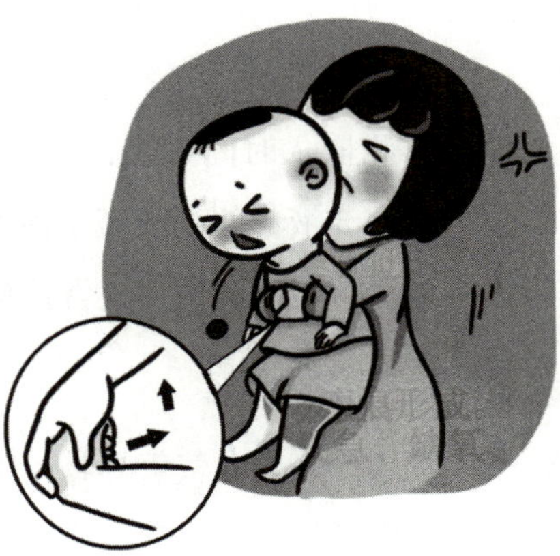

图2－1　腹部冲击法

首先开放患儿的呼吸道，然后施救者骑跨在患儿大腿外侧，一手用掌根按在患儿剑突和脐的腹中线部位，另一手与前一手掌交叉重叠，连续、快速、用力地向上、向后冲击，直至异物排出。

（二）拍背 / 冲胸法

拍背 / 冲胸法适用于有反应的婴儿气道异物梗阻窒息，具体操作如下：施救者取坐位，前臂放于大腿上，让患儿以骑跨姿势俯卧于施救者手臂上，并用一只手固定婴儿下颚，使婴儿面部朝下，保持头低位；用另一只手掌根连续叩击肩胛骨连线中点处五次，拍背时注意保护婴儿腹部；小心地将婴儿翻转过来，使其仰卧于另一只手臂上，仍保持头低位，检查有无异物排出，如未发现异物排出，立即用中指和食指按压患儿两乳头连线中点处五次，每次约一秒，如能看到患儿口腔异物，则小心取出，如不能看到，重复上述操作，直至异物排出。切记异物未排出前不可刺激婴儿哭。

四、气道异物梗阻的预防

（1）新生儿尽量母乳喂养，哺乳时体位以侧卧位最佳，可以使用坡度床和坡度垫。

（2）对婴幼儿的饮食加强监护，并将危险的异物妥善放置，避免婴幼儿误食。

（3）气道异物如不能及时排出，应当及时送医院处理。

五、气道异物梗阻处理后的护理

（一）密切观察

新生儿急救处理后要重点观察，四小时测一次体温，注意观察呼吸频率、节律及形态的变化，以及患儿精神状态等，发现异常及时通知医生。

（二）饮食护理

若异物嵌入时间过长，婴幼儿出现水和电解质紊乱的症状，应遵医嘱使用有效抗生素、静脉补充液，纠正酸碱平衡紊乱。异物取出后，如无气管黏膜损伤，禁食 2 ～ 4 小时可恢复进食，再逐渐恢复正常饮食。

（三）并发护理

气管损伤是幼儿气管异物梗阻常见的并发症。如患儿在急救处理后出现高热、呼吸困难、全身中毒症状、局部疼痛加剧，应考虑并发症的发生。尤其当患儿出现呕血时，应高度警觉是否为消化道大出血，立即报告医生，及时给予处理。

（四）心理护理

做好家长及患儿的安抚工作，消除紧张及焦虑情绪，使其积极配合治疗。

六、健康教育

健康教育是气道异物梗阻急救的重点内容，应做好相关知识宣教，让看护者和家长学会急救知识和急救处理方法，加强对婴幼儿的看护。

（1）对新生儿要尽量做到母乳喂养，不宜过度喂养。

（2）3 岁以下的婴幼儿臼齿尚未萌出者，不应给予瓜子、花生、豆类及带核的食物。

（3）不选择有吸入或误吞危险的玩具，如玻璃球、游戏币、纽扣等。

（4）培养婴幼儿良好的进食习惯，进食时细嚼慢咽，注意力集中；进食时不可惊吓、逗乐或责骂婴幼儿，以免出现大哭、大笑而误吞。

（5）在进食含骨刺类食物（鱼、鸡、虾等）时避免饭菜混吃，防止误咽。

（6）对拒服药物的婴幼儿，不可采取捏鼻子灌药的办法，若捏住鼻子，婴幼儿用口喘气，极易将药水吸入气道，发生窒息。

第二节　止血技术

正常新生儿全身血量为 300 mL，1 岁时达到 600 mL，10 岁时达到 2 000 mL。如果失血量小于或等于 10%，可出现轻度的头晕、交感神经兴奋症状；失血量达到 20%，可出现失血性休克的症状，如血压下降、脉搏细速、肢端厥冷、意识模糊等；失血量大于 30%，将出现严重失血性休克，如不及时抢救，短时间内可危及生命。因此，止血是急救中极为重要的一项技术。

一、出血的分类

（一）内出血

内出血是指体表看不见，流出血管的血液停留在身体内部而未排至体外的出血情况。判断有无内出血有以下两种方法：一是通过是否有呕血、咯血、便血、尿血，判断相关内脏有无出血；二是通过是否有全身症状，如面色苍白、四肢厥冷、皮肤湿冷、脉搏细速、昏迷、呕吐、腹部疼痛，判断肝、脾、胃等重要脏器有无出血。

(二) 外出血

外出血是指多由外伤引起，血液经皮肤损伤处流出体外，肉眼可见的出血情况。根据出血部位，可将外出血分为以下三种。

1. 动脉出血

血液呈鲜红色，随心脏收缩呈喷射状大量涌出，出血量多，危害性大，若不及时止血，可危及生命。

2. 静脉出血

血液呈暗红色，出血速度缓慢，出血量逐渐增多。

3. 毛细血管出血

血液呈水珠状渗出，颜色从鲜红变暗红，失血量少，多能自动凝固止血。

二、止血的基本方法

(一) 指压止血法

指压止血法（见图 2－2）是一种简单有效的临时性止血方法，是指根据动脉走向在出血伤口的近心端动脉，通过用手指、手掌或拳头压迫动脉血管，使血管闭合达到临时止血的目的，然后再选择其他止血方法。指压止血法适用于头、颈和四肢的动脉出血，是在紧急时刻为婴幼儿止血的有效方法之一。

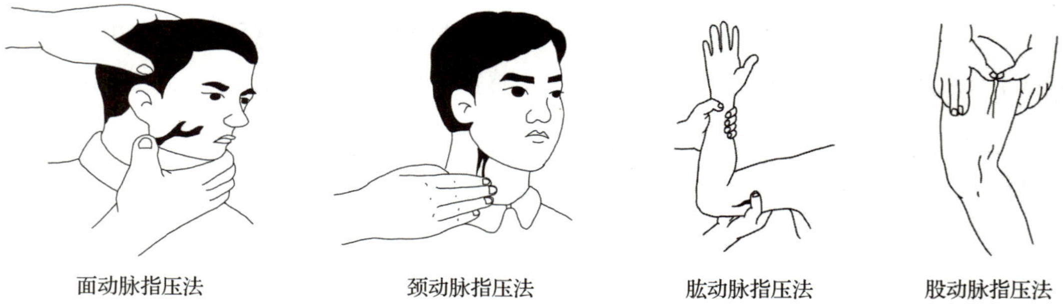

图 2－2　指压止血法

1. 头面部出血

可压迫一侧面动脉（同侧咬肌前缘与下颌骨下缘相交处）、颞浅动脉（同侧前方颧弓根部），以止同侧头面部出血。

2. 颈部出血

可压迫一侧颈动脉（同侧气管外侧和胸锁乳突肌前缘中点之间），将其压向第 5 颈椎横突上。禁止同时压迫两侧的颈总动脉，以免造成脑缺血、缺氧而导致昏迷。

3. 上臂出血

根据出血部位不同，可选择腋动脉和肱动脉压迫止血。腋动脉压迫可从腋窝中线压向肱骨头。肱动脉压迫可在肱二头肌内侧沟中部将动脉向外压向肱骨干。

4. 下肢出血

根据出血部位的不同，分别在大腿根部腹股沟终点稍下、腘窝中部及踝关节前后方压迫股动脉、腘动脉及胫前后动脉。

（二）加压包扎止血法

加压包扎止血法（见图 2－3）是最常见的止血方法。由于婴幼儿自我防护意识差，因此外伤十分常见。此法最适合于体表及四肢的小动脉，中、小静脉或毛细血管出血。具体操作如下：将无菌纱布、敷料或急救包覆盖在伤口上，覆盖面积要超过伤口周边至少 3 厘米，再用纱布及绷带加压包扎，以增加压力，从而达到止血的目的。必要时可将手掌放在敷料上均匀加压，一般 20 分钟后即可止血，同时抬高伤肢，以避免静脉回流受阻而增加出血量。若伤处有骨折，需另加夹板固定。关节脱位及伤口内有碎骨存在时不可用此法。

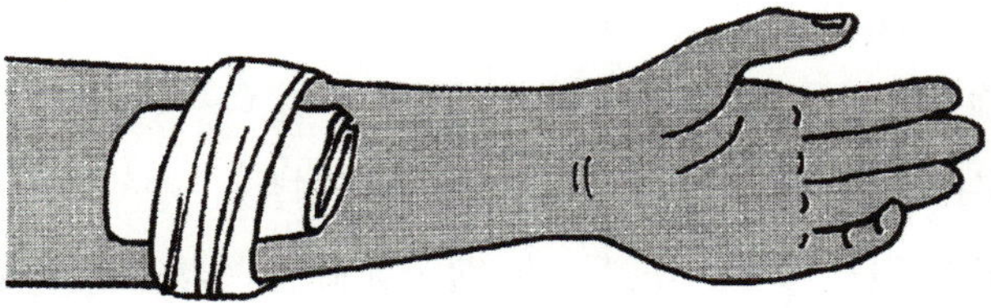

图 2－3　加压包扎止血法

（三）屈肢加垫止血法

婴幼儿在刚刚学会走路和开始学跑步的时候最容易受伤的部位是前臂和小腿。当婴幼儿前臂或小腿出血时，可使用屈肢加垫止血法（见图 2－4）处理。具体操作如下：在肘窝或腘窝内放上纱布垫、棉花团或毛巾、衣物等物品，屈曲关节，用三角巾、绷带或领带等做“8”字形固定，每隔 40 ～ 50 分钟缓慢放松 3 分钟左右，同时注意观察肢体远端的血液循环，防止肢体缺血坏死。

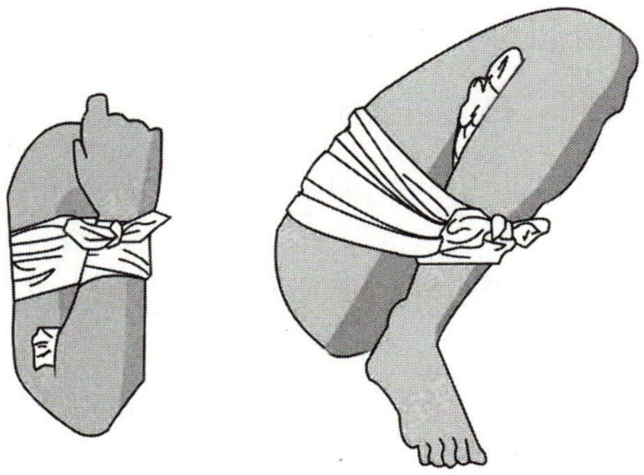

图 2－4　屈肢加垫止血法

（四）填塞止血法

对婴幼儿一般很少使用填塞止血法（见图 2－5），此法多用于受伤严重者。具体操作如下：用无菌敷料填入伤口内，压住破裂的血管，伤口外用大块敷料消炎包扎。此方法一般只用于大腿根部、腋窝、肩部等难以使用一般加压包扎的较大出血，实质性脏器的广泛渗血，继发感染出血，恶性溃疡出血，鼻出血等，填塞的敷料不能长久留于体内，一般 3 ～ 5 天开始慢慢取出，过早取出可能发生再出血，过晚取出则会引起感染。

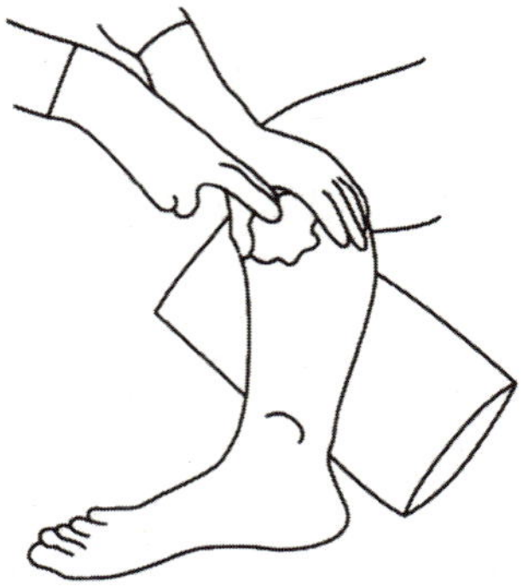

图 2－5　填塞止血法

（五）止血带止血法

止血带止血法（见图 2－6）适用于四肢有较大血管损伤或伤口大、出血量多，采用加压包扎等其他方法仍不能有效止血的情况。目前常用的止血带有橡皮止血带、卡式止血带和充气式止血带等，在紧急情况下也可使用绷带、三角巾、布条等代替止血带。止血带不能直接扎在皮肤上，使用止血带前，应先在止血带下放好衬垫。

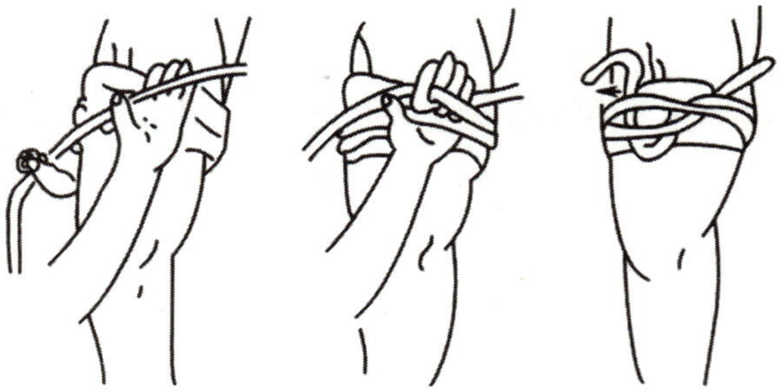

（1）　（2）　（3）

图 2－6　止血带止血法

止血带使用注意事项：铁丝、电线、绳细等无弹性的物品禁止做止血带，包括压脉带，这些物品捆扎力度小，不适用于动脉止血。止血带不要直接结扎在皮肤上，可先用三角巾、毛巾或衣服等做成平整的衬垫垫好，再结扎止血带。结扎好止血带后，在明显部位做标记，注明结扎止血带的时间。不要在现场作不必要的停留，应尽快将伤员送往有条件的医院救治。被毒蛇咬伤时不应使用止血带，因为这样做不仅无效，而且还可能增加住院时间。在使用止血带止血时，要戴上一次性医用防护手套，做好个人防护。

（六）结扎止血法

直接封闭出血血管断端及阻断血流时常用此法，活动性出血在止血与清创的同时应给予结扎止血。

（七）药物止血法

药物止血法是指根据伤者的具体情况，采用各种止血药物或输入新鲜血液、各种凝血因子，以增强凝血作用的止血方法。局部可采用吸收性明胶海绵、止血药粉敷贴创面止血。

（八）充气式抗休克裤

使用充气式抗休克裤（见图 2－7）有利于腹部、盆腔和下肢出血的止血，适用于：转运时间 15 分钟以上的休克患者；需要用间接压迫方法以减少或控制出血者；需要固定盆腔和下肢骨折的患者。此方法禁用于肺水肿患者。

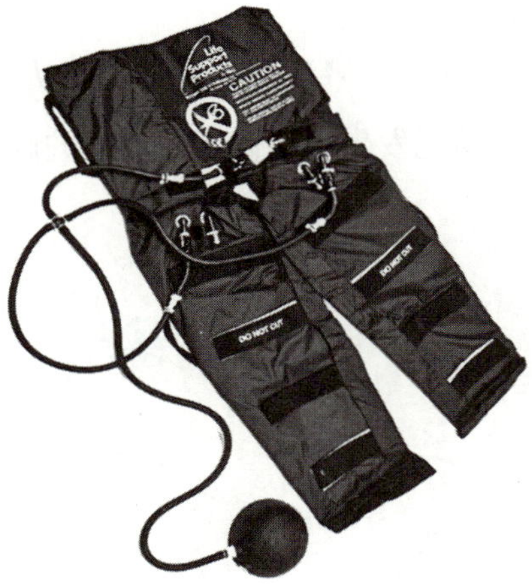

图 2－7　充气式抗休克裤

三、婴幼儿止血的注意事项

（1）应根据婴幼儿的解剖学和生理学特点，熟悉和掌握为婴幼儿止血的方法和技术，以更好地对婴幼儿进行急救，保护婴幼儿的生命安全。

（2）指压止血法为简便而有效的急救措施，但不能持久，同时应做伤口的加压包扎、钳夹和结扎止血。

（3）在没有止血带的情况下，应选用较宽的代替品，因为止血带越窄，越易造成神经和软组织损伤。不能用绳索、电线、铁丝等代替止血带。止血带过紧会压迫、损伤神经或软骨组织，过松则不能有效止血。

（4）止血带的标准压力，上肢为 33.3 ～ 40.0 kPa，下肢为 40.0 ～ 66.7 kPa，无压力表时，观察伤部以刚好止住活动性出血为最佳。止血带的位置应靠近伤口的近心端，不必强求“标准位置”。上臂扎止血带时，不可扎在中 1/3 处，以防止损伤桡神经。

（5）在使用止血带期间，应每隔 1 小时放松止血带一次，放松时可用敷料加压包扎伤口止血，放松 2 ～ 3 分钟，再在稍高的平面上扎止血带，不可在同一平面上反复包扎。

（6）放松止血带时不可过急、过快，防止机体突然血流增加，影响血液重新分布，引起血压下降。在停用止血带之前，要先输液或输血，补充有效血容量。打开伤口前，先准备好止血用品，再松开止血带，如仍有出血，改用钳夹血管结扎止血。

（7）使用止血带时间不能超过 5 小时（冬天时间可适当延长），因使用止血带导致远端缺血缺氧，大量组织胺类毒素产生，突然松解止血带，毒素吸收，可发生止血带休克或急性肾衰竭。如使用止血带已超过 5 小时，但肢体有挽救的希望，应做深筋膜切开术引流，同时观察血液循环情况。时间过长且远端肢体有坏死征象时，应立即采取截肢术。

（8）采用钳夹止血应避免盲目乱夹，以防损伤神经和正常血管。

（9）若有大血管损伤，影响肢体存活或功能者，应尽早做血管修补、吻合、移植和再植等手术。

（10）一般婴幼儿有监护人看护，不会有太严重的损伤，但是也不排除有看护不到位的情况发生，要做好婴幼儿的健康教育和健康指导。

第三节　包扎、固定、搬运技术

一、包扎

婴幼儿的包扎应就地取材，采用最便捷的方法，以最快的速度，对伤口和伤肢进行包扎，起到局部加压、保护、固定和扶托的作用，使伤员感到舒适安全，减轻伤员痛苦。包扎常用的材料有绷带、三角巾、毛巾、被单、丝带、衣服等，还有一些特殊材料，如四头带、多头带、丁字带等。

（一）包扎的基本方法

1. 绷带基本包扎法

常用的绷带基本包扎法分为 6 种（见表 2－1），根据伤口和伤肢部位、形状的不同，可采用相应的方法。

表 2－1　绷带基本包扎法

名称	操作方法	适用范围
环形包扎法	绷带环形重叠缠绕，由内向外，由下至上，下圈必须覆盖上圈，结束时用胶带固定尾端，或将带尾分成两头，打结固定。打的结、扣针固定在伤口的上部、肢体的外侧	适用于包扎开始和结束时，或包扎粗细相等部位的小伤口，如颈、腕、胸、腹等处
螺旋包扎法	先将绷带缠绕数圈，然后将绷带以斜行方式缠绕，每圈覆盖上一圈的 1/3 至 1/2	适用于包扎直径基本相同的部位，如上臂、躯干、大腿等
螺旋反折包扎法	从细处向粗处缠绕，每缠一圈反折一次，每圈覆盖上一圈的 1/3 至 1/2。反折部位应相同，使之成为一直线	适用于包扎直径大小不等的部位，如前臂、小腿等
蛇形包扎法	要求与螺旋包扎法相似，但每圈相互覆盖	适用于固定敷料或夹板

续表

名称	操作方法	适用范围
“8”字形包扎法	在伤处上下，将绷带自下而上再自上而下，重复做“8”字形旋转缠绕，每周遮住上一周的1/3至1/2	适用于包扎踝关节、肘关节、肩关节等
回返包扎法	第一圈从中央开始，来回反折，一直到该端全部包扎后，再做环形固定	适用于包扎有顶端的部位，如头部或断肢残端

2. 三角巾包扎法

（1）头顶部包扎法。

1）顶部包扎法：三角巾底边反折，正中放于伤员前额，顶角经头顶垂于枕后，然后将两底角经耳上向后扎紧，压住顶角，在枕部交叉再经耳上绕到前额打结固定，最后将顶角向上反折嵌入底边内。如图2－8所示。

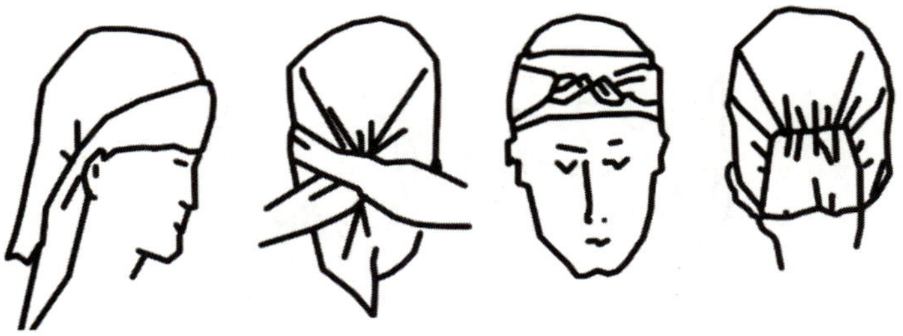

图2－8 顶部包扎法

2）风帽式包扎法：将顶角打结放在额部，从底部中点打结放在枕部，然后将底边两端拉紧向外翻折，再绕向前面将下颚部包住，最后绕到颈后在枕部打结。如图2－9所示。

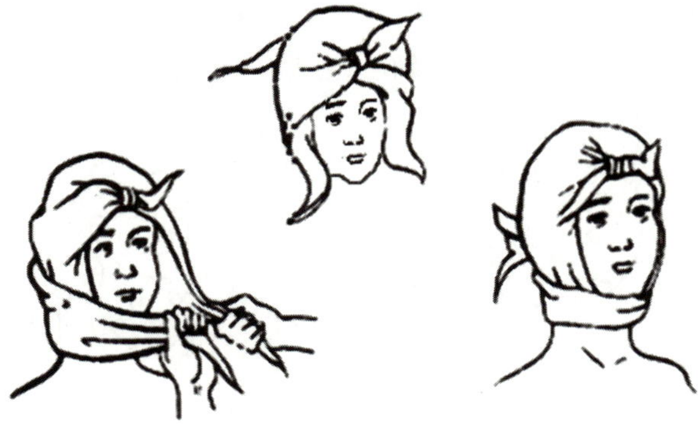

图2－9 风帽式包扎法

3）面具式包扎法：将三角巾顶角打结套在下颌部，罩住面及头部拉到枕后，将底边两端拉紧交叉后到颈部打结，在眼、鼻、口部开窗。如图2－10所示。

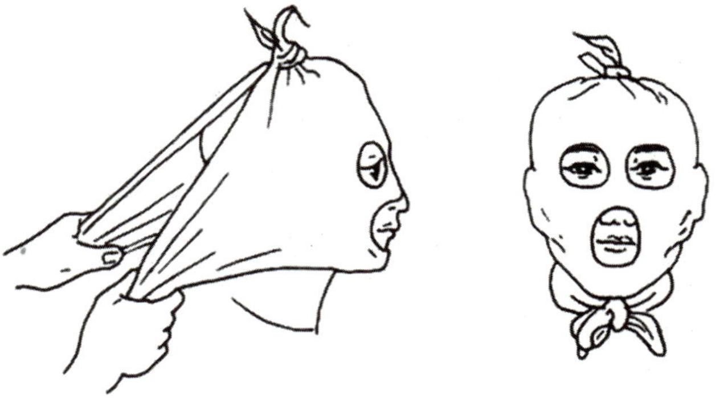

图 2-10　面具式包扎法

4）单侧面部（或眼部）包扎法：将三角巾对折两层或剪开用单层，一手将顶角压在健侧眉上固定，另一手将底边的一半经健侧耳上绕至头后部，用底角与顶角部打结，然后将底部的另一半反折向下包盖面部，并绕颌下用底角与底边在耳边部打结。如图 2-11 所示。

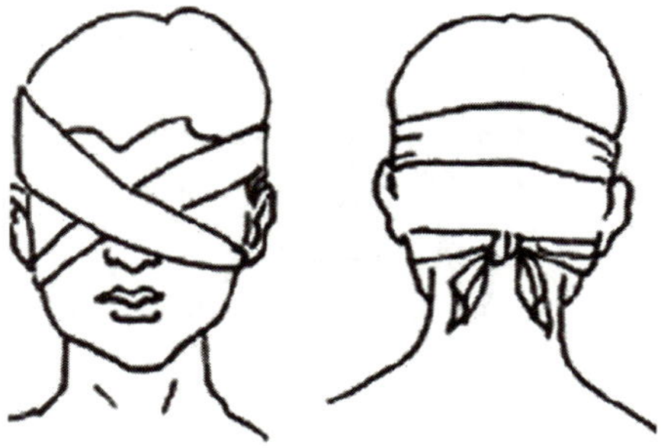

图 2-11　单侧面部（或眼部）包扎法

（2）胸背部包扎法。

将三角巾顶角放在伤侧肩部，使三角巾底部中央正位于伤部下侧，将底部两端围绕躯干在背后打结，再用顶角上小带将顶角与底边连接。如图 2-12 所示。

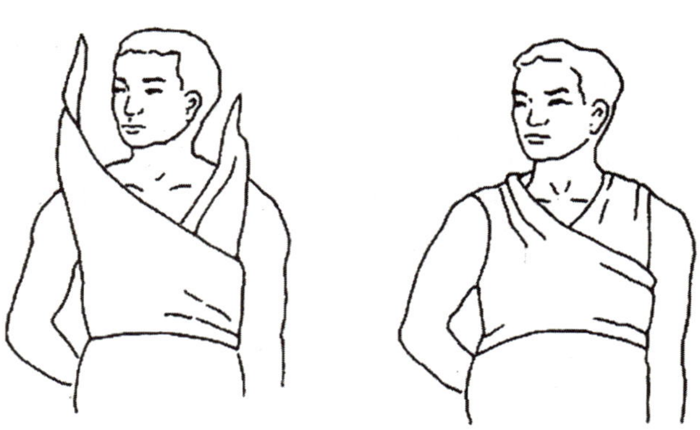

图 2-12　胸背部包扎法

（3）腹部与臀部包扎法。

1）一般包扎法：将三角巾顶角放在腹股沟下方，取一底角绕大腿一周与顶角打结，然后将另一底角围绕腰部至底边打纽扣结。此法也可用于包扎臀部伤口。

2）双侧臀部包扎法：都用蝴蝶巾式打结包扎。打结部放在腰骶部，将底边的一端在腹部的前后打结，另一端则各由大腿后方绕向前与其底边打纽扣结。

（4）肩部包扎法。

沿三角巾顶角偏左或偏右的位置到底边中点将其折叠成燕尾状，称为燕尾巾，把燕尾巾夹角朝上，放在伤侧肩上。向后的一角略大并压住向前的一角，燕尾底边包绕上肩上部打结，然后将两燕角分别经胸、背拉到对侧腋下打结。如图 2－13 所示。

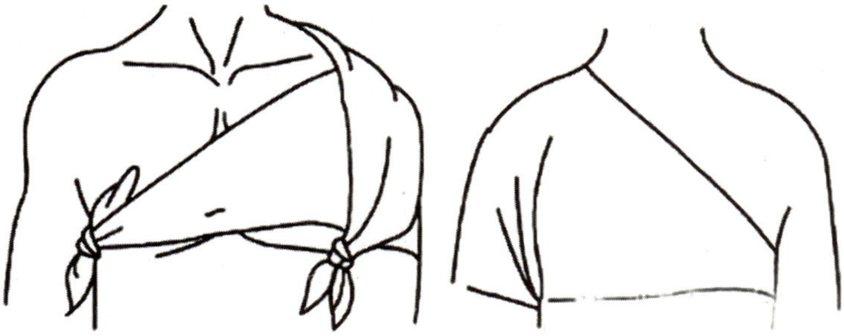

图 2－13　肩部包扎法

（5）全手、足包扎法。

将手或足放在三角巾中央，指（趾）尖对顶角，底部位于腕（踝）处，将顶角提起反盖于全手和足背上，将左右两底角交叉压住顶角，绕回腕（踝）部，于掌侧或背部打结固定。

（二）特殊伤的处理

1. 颅脑伤组织膨出

可用保鲜膜、软质的敷料盖住伤口，再用干净的碗扣住脑组织，然后固定包扎，伤员取仰卧位，头偏向一侧，保持气道通畅。

2. 开放性气胸

应立即封闭伤口，防止空气继续进入胸腔，用不透气的保鲜膜、塑料袋等覆盖伤口，再垫上纱布、毛巾包扎，伤员取半卧位。

3. 异物插入

无论异物是插入眼球还是插入身体其他部位，都严禁将异物拔出，应将异物固定好，再进行包扎。

（三）注意事项

（1）应根据伤口大小及位置选择合适的包扎材料和方法。

（2）包扎前伤口必须先覆盖无菌敷料，避免直接接触伤口。

（3）包扎时适当添加衬垫物，防止局部皮肤受压，并注意保护肢体的功能位。

（4）包扎松紧适宜，避免过松无效，过紧影响血液循环。注意露出肢体的末端，以便随时观察血液循环。

二、固定

固定术主要针对骨折的伤员，目的是防止骨折端移动，减轻伤员痛苦，并减少对血管、周围神经组织及重要脏器的损伤。常用的材料包括铁丝、夹板，夹板有木质夹板、塑料制品夹板、充气式夹板。紧急情况下可就地取材，用树枝、木棒、竹竿等代替。另需备纱布、绷带、三角巾、毛巾、衣物等。

知识链接

1. 骨折的分类

（1）闭合式骨折：骨折处皮肤完整，骨折断端与外界不相通。

（2）开放式骨折：外伤伤口深及骨折处或骨折断端刺破皮肤露出体表。

（3）复合性骨折：骨折断端损伤血管、神经及其他脏器，并伴有关节脱位等。

（4）不完全性骨折：骨完整性和连续性未完全中断。

（5）完全性骨折：骨的完整性和连续性完全中断。

2. 骨折的症状

疼痛、肿胀、畸形、骨擦音、骨功能障碍、大出血。

（一）固定的基本方法

1. 自体固定法

这种方法适用于下肢骨折，将伤肢固定于健肢，两足并齐，将伤肢拉直，注意用棉垫或其他软组织物置于关节处或填塞于两腿间的空隙，分段包扎固定。

2. 夹板固定法

根据骨折部位、性质的不同选择合适的夹板，用绷带、棉垫、纱布或三角巾固定。

3. 特殊骨折的固定

（1）前臂骨折：夹板放置于骨折前臂外侧，骨折突出部分要加垫，然后固定腕肘两关节（“8”字形固定胸部），用三角巾将前臂屈曲悬于胸前，再用三角巾将伤肢固定于伤员胸廓。

（2）上臂骨折：夹板放置于骨折上臂外侧，骨折突出部分要加垫，然后固定肘、肩两关节，用三角巾将上臂屈曲悬于胸前，再以三角巾将伤肢固定于伤员胸廓。

（3）小腿骨折：将夹板放置于骨折小腿外侧，骨折突出部分要加垫，然后固定伤口上下两端和膝、踝两关节（“8”字形固定踝关节），顶端再固定夹板。

（4）大腿骨折：将夹板放置于骨折大腿外侧，骨折突出部分要加垫，然后固定伤口上、下两端和踝、膝关节，最后固定腰、髂、踝部。

特殊骨折的固定如图 2－14 所示。

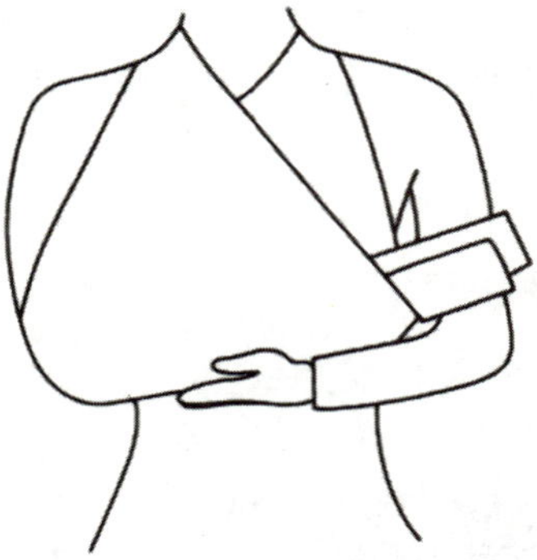

前臂骨折夹板固定

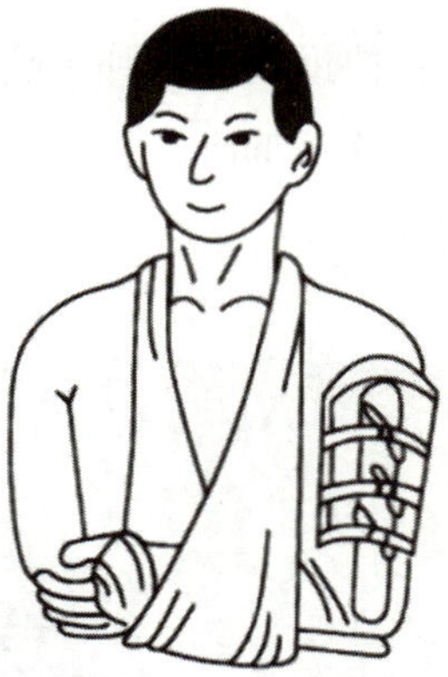

上臂骨折夹板固定

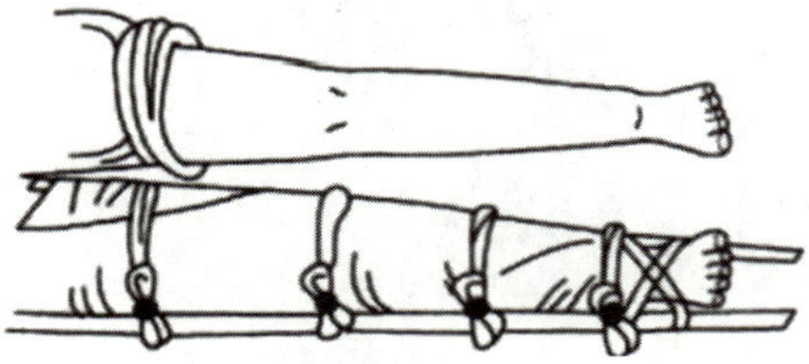

小腿骨折夹板固定

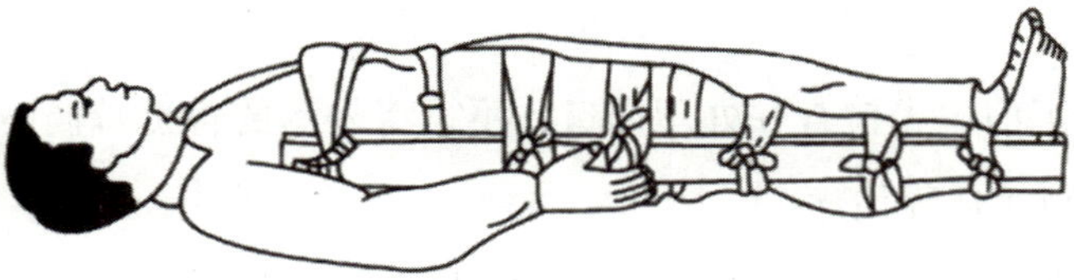

大腿骨折夹板固定

图 2－14　特殊骨折的固定

（5）锁骨骨折：可使用锁骨固定带，伤员取坐位挺胸，固定人员用膝顶在伤员背部两肩胛骨之间，两手把伤员的肩逐渐往后拉，使胸尽量前挺，然后安放锁骨固定带并调节松紧度。如图 2－15 所示。

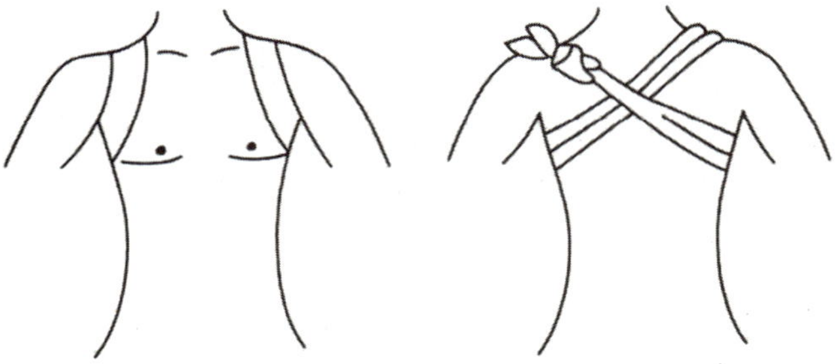

图 2－15　锁骨骨折的固定

（6）脊柱骨折：协助伤员俯卧于硬板上，避免移动；必要时，将其用绷带固定。

（7）骨盆骨折：伤员仰卧，在其两膝关节、两踝关节处放衬垫后，将踝、膝、髋关节以绷带固定。如图 2－16 所示。

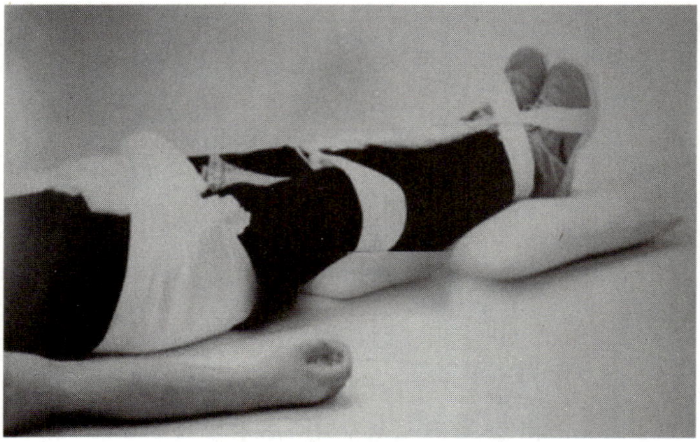

图 2－16　骨盆骨折的固定

（二）注意事项

（1）上夹板固定前，先检查并处理伤口，不可将外露的骨折端回纳伤口，以免感染。若有休克，及时进行抗休克治疗。

（2）夹板的长度要适宜，必须超过骨折部位上下两个关节。

（3）夹板和皮肤不能直接接触，必须有衬垫，防止皮肤磨损和固定不牢。

（4）固定松紧适宜，以免影响血液循环；固定时，一定要露出指（趾）端，以便随时观察血液循环情况。

（5）婴幼儿的固定要适度，因为婴幼儿不能固定不动，无法像成人一样自我控制，所以固定的要求会更高一些，并要加强对监护人的健康宣教。

三、搬运

搬运伤员的原则是及时、安全、迅速地将伤员搬至安全地带，以免延误抢救治疗时机，并防止其再次受伤。婴幼儿的搬运和转运也要按照科学合理的方法进行。

（一）搬运要求

（1）搬运前应先进行初步的急救处理。

（2）搬运时要根据伤情灵活地选用搬运工具和搬运方法。

（3）按伤情选择搬运的体位，动作要轻而迅速，避免震动，尽量减少伤员的痛苦，并争取在短时间内将伤员运往医院进行抢救治疗。

（二）搬运方法

常用的搬运方法有徒手搬运和器械搬运两种。可根据伤员的伤情轻重和搬运的距离远近来选择合适的搬运方法。例如：徒手搬运法适用于伤情较轻且运送距离较近的伤员；担架搬运适用于伤情较重，不宜徒手搬运且转运距离较远的伤员。婴幼儿的转运方法比较直接、单一和快速，而新生儿的转运要求更高，下面将单独讲述。

1. 单人徒手搬运

单人徒手搬运的方法包括扶持法、抱持法、背负法、拖拽法、四肢爬行拖拽法等。

（1）扶持法：对病情较轻、能站立行走的伤员可用此法。救护者立于伤员一侧，使其靠近自己的一臂并揽着自己的颈部，用自己的同侧手牵住，另一手伸过伤员背部，扶持其腰，使其身体略靠自己。

（2）抱持法：伤员可以站立，救护者立于其一侧，一手托其背部，一手托其大腿，将其抱起。

（3）背负法：救护者与伤员前方同向，微弯背部，将其背起。如果伤员不能站立，救护者可躺于其一侧，一手紧握伤员肩部，另一手抱其腿，用力翻身，使其负于自己背上后慢慢站起。

（4）拖拽法：先将伤员置于仰卧体位，然后站到伤员头部位置，将其头部慢慢抬起，将双手伸到其腋下，用上臂托住或夹住伤员的头，然后抓紧伤员腋下的上臂往后拖行；如伤员很重，可将双臂从伤员腋下环绕到其胸前双手抓紧，采用抱拽的方式向后拖行。

（5）四肢爬行拖拽法：用皮带、围巾、绷带或三角巾将伤员的双手腕绑扎紧，然后跨跪在伤员身上，将头伸进伤员的双腕下，将伤员的双臂吊在自己的肩上，双手按地抬身，将伤员的头肩部尽量吊离地面，然后四肢蹲伏爬行。

2. 双人徒手搬运

双人徒手搬运的方法包括椅托式搬运法、拉车式搬运法、平抬（平抱）搬运法等。

（1）椅托式搬运法：两救护者在伤员两侧，分别以右膝和左膝跪地，将一手伸入伤员大腿之下并互相握紧，另一手交叉扶住伤员背部。

（2）拉车式搬运法：一名救护者站在伤员头部旁，两手插到伤员腋下将其抱在胸前，另一名救护者站在伤员脚部旁，用双手抓住伤员的两膝关节，慢慢抬起伤员。

（3）平抬（平抱）搬运法：两救护者站在伤员同侧，一人用手臂抱住伤员的肩部、腰部，另一人用手抱住伤员的臀部，齐步平行走。

3. 三人搬运或多人搬运

可以三人并排抱起伤员，四人以上可以面对面站抱起伤员。此时要求伤员使自己的肢体保持不动，比如将双下肢伸直，将双手交叉放在胸前，救护者要统一站在伤员的右侧，之后将双手插到伤员的身下对侧，在充分抓实之后，三名救护者一起发力，使伤员保持在一个平面，一起抬起，另外的医护人员将担架车抬过来，搬运的三个人需要同时缓慢地将伤员放在担架车上，然后再转运到相关的医疗机构。婴幼儿因个子小，一般不需要用此法搬运。

4. 器械搬运法

此法适用于病情较重又不适合徒手搬运的伤员。常用的器械有帆布担架、绳网担架等。也可就地取材，采用简易的担架，如椅子、门板、毯子、衣服、绳子、梯子等。使用器械搬运法时应防止器械导致的损伤。

5. 抬担架的方法

由 3 ～ 4 人组成一组，将伤员移上担架，伤员头部向后，足部向前，以便后面的救护者能随时观察病情变化；伤员要固定于担架上；救护者脚步要一致，平稳向前；向高处抬时，前面的救护者要放低担架，后面的救护者要抬高担架，向低处抬时则相反。一般情况下，伤员应采取平卧位，昏迷伤员头部应偏向一侧。

（三）注意事项

（1）在搬运途中，要随时观察伤员的伤情变化。

（2）在婴幼儿的搬运途中要做好监护，避免因婴幼儿不配合造成二次伤害。

（3）昏迷或恶心、呕吐者，应采取侧卧位和俯卧位，头转向一侧，有利于气道通畅。

（4）对脊柱损伤者，应先固定颈部，再用硬板搬运，保持脊柱伸直，坚持“圆柱”状搬运。

（5）对骨盆损伤者，用大块包扎材料对骨盆做环形包扎后，应协助伤病员仰卧于硬板或硬质担架上，膝部微屈，下面加垫。

（6）身体带有刺入物者，包扎伤口并固定刺入物，并应避免挤压、碰撞；外露刺入物应有专人负责保护，途中严禁震动，以防刺入物脱出或深入。

（四）危重新生儿的转运

1. 转运的方式

危重新生儿转运的方式主要包括陆运（如救护车）、空运、海运（其速度太慢，特殊情况下不应采用）。转运方式的选择主要取决于地理条件、气候、患儿状况、安全性和成本等。

2. 转运的分类

（1）产房内转运。

（2）科室间转运。

（3）求助单位到中心医院转运。

（4）中心医院到求助单位转运。

（5）因危急事件当地人口的大量转移。

我国的新生儿转运一般是从求助单位到中心医院的转运，大型综合医院还有产房内及科室间的转运。

3. 转运的指征

目前，一般推荐高危孕妇的围生期转运，及妊娠期有某些疾病因素可能危及孕妇及胎儿时，在分娩之前就转运到有条件的医院，当前对于危重新生儿的转运，指征主要有以下四条：

（1）出生时体重小于 1 500 克。

（2）进行性呼吸困难。

（3）持续复苏后仍处于危重状态。

（4）需立即手术或危及生命的先天畸形。

4. 转运人员的分配

为确保转运安全，除司机外，至少要有两名熟练掌握各种急救技术和具有较强沟通能力的监护者，一般为一位医生和一位护士。医生应为从事新生儿专科工作两年以上的住院医师，而且熟练掌握新生儿转运的各项操作及规章制度。护士要求有三年以上的新生儿重症监护护理经验。

5. 转运设备和用品的准备

严格来说，为应对各种急救处理，转运设备应越齐全越好，并且设备所需的电源要同时支持电池电源和交流电源。转运设备的准备以轻质量、全功能为原则。若病情许可，可仅使用一个能放进救护车的可移动转运暖箱（见图 2－17）进行转运。

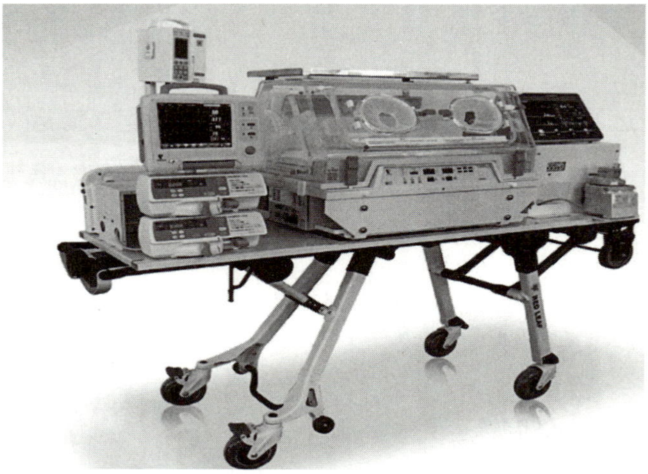

图 2－17　可移动转运暖箱

6. 转运处置前的准备

（1）求助单位的准备：准备患儿病史、查体及病历记录，并填写好一切转运所需记录单；以医院现有条件尽力稳定患儿病情，必要时可与转运团队电话联系，报告相关信息，并执行相关处置；与家属适当沟通，安抚家属和解释转运患儿的必要性及转运风险等，并取得家属签字同意。

（2）转运小组的准备：检查所需转运设备及用品是否齐全、功能是否良好；随时与求助单位和接诊单位联系，在出发前与转运之前均告知对方医院预计的到达时间；建立新生儿转运评分系统，根据生命体征、血糖、血气等制定评分表，以备在整个转运过程中对患儿进行评估。

（3）接诊单位的准备：随时与转运小组及求助单位电话联系，了解患儿病情变化，及到达时所需处理，进行相应准备，如是否需要机器通气、是否需要血液净化、是否需要输血、是否需要光疗等。

7. 转运途中的处理

（1）体温：调节合适的箱温，使患儿皮肤温度维持在 36 ～ 36.5℃，必要时可将患儿抱于怀中保暖。

（2）呼吸：保持患儿呼吸道通畅，建立有效的呼吸。

（3）循环：持续监测患儿血压，观察肤色、皮温等。必要时建立静脉通道，维持血压稳定。

（4）记录：观察并记录患儿转运途中的情况变化及处理。

8. 转运结束后的处理

到达接诊单位后，应立即向主管医生汇报患儿状况及转运过程，给予患儿生命体征监护及相关处置。此外，还要做好以下工作：评价转运质量，通知求助单位及家属，清理转运物品，做好转运记录。

本章小结

婴幼儿身体发育不健全且安全保护意识薄弱，极易突发意外事故，因此婴幼儿的健康安全一直是社会关注的一个焦点问题。本章从具体操作、注意事项等方面，对常用的婴幼儿急救基本技术进行了详细的介绍，使医护人员和看护人员等在掌握婴幼儿急救技术的同时，更能够明白各项急救技术的原理、操作要点、注意事项，并且能正确地将其运用到实际工作当中。

同步习题

一、选择题

1. 婴儿海姆立克急救法施救者应用（　　）冲击婴儿（　　）的部位 5 次。

A. 掌根部、肩胛骨　　B. 指尖、两肩胛骨之间

C. 掌根部、两肩胛骨之间　　D. 指尖、肩胛骨

2. 婴儿发生异物梗阻窒息，进行抢救时，应使婴儿保持（　　）。

A. 头高脚低位　　B. 头低脚高位

C. 侧卧位　　D. 平卧位

3. 下列物品中，包扎止血不能用的是（　　）。

A. 绷带　　B. 止血带　　C. 麻绳　　D. 三角巾

4. 指压止血法和加压包扎止血法是在婴儿（　　）的情况下采取的方法。

A. 伤口大、出血少　　B. 伤口大、出血多

C. 伤口小、出血少　　D. 伤口小、出血多

5. 一男童在打闹中，手臂被同伴的尖锐玩具戳伤，导致上臂受伤流血，血色鲜红，血流速度快，你认为伤到的血管及正确的止血方法是（　　）。

A. 动脉、在伤口的远心端压迫止血　　B. 静脉、在伤口的远心端压迫止血

C. 动脉、在伤口的近心端压迫止血　　D. 静脉、在伤口的近心端压迫止血

二、判断题

1. 为了防止呕吐物阻塞呼吸道而引起窒息，对无意识但存在呼吸和循环的幼儿进行现场救护时应采取的体位是仰卧位。（　　）

2. 溢奶与呕吐的区别在于，溢奶是自然现象，呕吐是由疾病引起的。（　　）

3. 使用止血带的时间一般不超过 5 小时。（　　）

4. 指压止血法是现场急救最常用的止血方法，但不适用于胸部创伤止血。（　　）

5. 螺旋包扎法中，每圈覆盖上一圈的 1/4 至 1/2。（　　）

三、简答题

1. 绷带包扎的顺序是怎样的?

2. 简述危重新生儿的转运需要满足的指征。

四、思考题

假如你是一名幼儿园老师，遇到 5 岁的幼儿误将玩具零件吞入口中，导致窒息，幼儿不能直立，倒在地板上，这时你该怎么做?

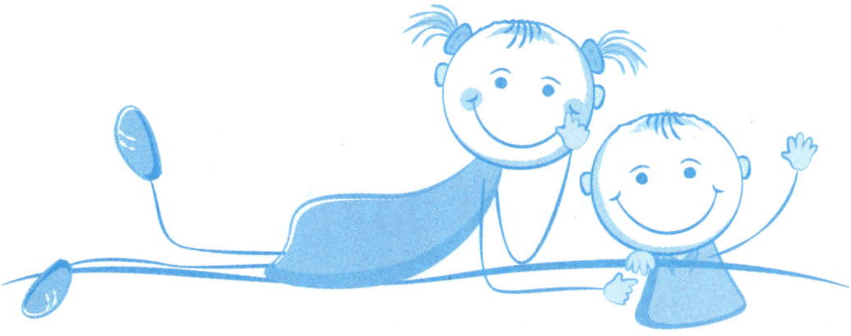

第三章 婴幼儿心搏骤停与心肺复苏术

学习目标

知识目标

1. 了解心肺复苏术的概念。
2. 掌握婴幼儿心肺复苏术的内容和实施要点。

能力目标

1. 能举例说明婴幼儿心肺复苏术的适应证和注意事项。
2. 能在婴幼儿遇突发事件时迅速且正确地应用心肺复苏技术。

素养目标

1. 通过学习婴幼儿心肺复苏术，了解我国在婴幼儿急救方面的发展。
2. 认识心肺复苏术在婴幼儿急救方面的重要性。

案例导入

一对夫妻带着4个月大的孩子乘坐高铁，候车时，刚喂完药的孩子发生窒息、心搏骤停，在场的3名某医院医生立刻现场展开施救，为孩子的救治抢得了时间。

问题：如果你是目击者，你会如何帮助心搏骤停的孩子？

第一节　心搏骤停

一、心搏骤停的概念

心搏骤停（cardiac arrest，CA）是指患者的心脏在正常或无重大病变的情况下，受到严重打击引起的心脏有效收缩和泵血功能突然停止。心搏骤停会导致循环中断，引起全身严重缺血缺氧。心搏骤停往往会伴随呼吸骤停，主要表现为患者呼吸停止、瞳孔散大。

二、心搏骤停的主要表现

（一）意识突然丧失

一般在心脏停搏 8 ～ 12 秒后会出现意识突然丧失，部分患者可有一过性抽搐，面色苍白迅速转为发绀，大动脉搏动消失，心音消失、心音微弱或心动过缓，心率为：年长儿小于 30 次 / 分，婴幼儿小于 80 次 / 分，新生儿小于 100 次 / 分。有外伤的患儿伤口不出血。

（二）短暂抽搐，瞳孔散大、对光反应消失

一般心脏停搏 30 ～ 40 秒后，开始出现短暂抽搐，瞳孔散大、对光反射消失。应注意，一些复苏药物如阿托品会影响对瞳孔的观察。

（三）大动脉搏动消失

心搏、呼吸骤停后，颈动脉、股动脉等大动脉搏动随之消失。若体表部位仍可触及血管搏动，则表示体内重要器官尚存在一定血液灌注。婴幼儿颈部较短，通过颈动脉不易观察血管搏动，可直接触摸心脏的心尖部确定有无心跳。

（四）心音消失

当心音消失或心脏虽未停搏，但心音极微弱、心率缓慢时，如年长儿童心率小于 30 次 / 分，新生儿小于 80 次 / 分，急救人员应进行心脏按压。

（五）呼吸停止或有严重的呼吸困难，大、小便失禁

一般心脏停搏 30 ～ 40 秒后会出现呼吸停止或严重的呼吸困难，大、小便失禁。此时

患儿呼吸运动消失，面色灰暗或发绀。当呼吸过于浅弱、缓慢或呈倒气样时，有效气体交换大大减弱，会造成与呼吸停止同样的病变结果，需要对患儿进行人工呼吸。

（六）心电图异常

复苏患儿最易出现的是心律失常、心电图等电位线和电机械分离。电机械分离是指心电图呈现异常，或虽显示正常窦性节律，但心脏无排血功能，无法测得血压和脉搏，即心脏机械收缩射血和心脏生物电分离。其发生与冠状动脉供血不足、心肌广泛缺血、缺氧、低血容量、强力性气胸、肺栓塞等有关。

（七）眼底血流缓慢或停滞

眼底就是眼球内后部的组织，即视网膜、视乳头、黄斑和视网膜中央动静脉。眼底检查可以反映许多临床疾病。眼底的视网膜血管是了解其他脏器血管情况的窗口，是人体中可看见的血管，它的变化在一定程度上反映了一些器官的改变程度。当心搏骤停后出现眼底血管血流缓慢或停滞、血细胞聚集呈点彩样改变时，提示脑血流已中断，脑细胞即将死亡。

三、心搏骤停的急救措施

心搏骤停一旦发生，如得不到及时的抢救复苏，4 ～ 6 分钟后就会造成患儿脑和其他重要器官组织的不可逆损害，因此心搏骤停后的心肺复苏必须在现场立即进行。通俗地讲，就是当患儿呼吸停止和心搏骤停时，用人工呼吸和胸外按压进行抢救。心脏病发作、溺水、车祸、药物中毒、高血压、触电、异物堵塞都会导致心搏骤停、呼吸停止，均可用心肺复苏术来抢救。

为争取抢救时机、提高治疗效果，应尽快做出诊断。凡突然昏迷伴大动脉搏动或心音消失者即可确诊。对可疑病例应先行心肺复苏术，不可因反复触摸动脉搏动或听心音而延误抢救治疗。初生婴儿 1 分钟无自主呼吸即为复苏指征。

四、心搏骤停处理后的护理

（一）密切观察

新生婴儿急救处理后要重点观察，体温 4 小时测一次，注意观察呼吸频率、节律及形态的变化，以及患儿精神状态等。发现异常及时通知医师。

（二）饮食护理

应遵医嘱应用有效抗生素、静脉补充液，纠正酸碱平衡紊乱。应注意不要食用高脂食物，预防容易引起心血管疾病的危险因素，避免再次发生心搏骤停。

（三）并发护理

心搏骤停处理后，由于心搏骤停所导致的缺氧、二氧化碳潴留及呼吸性酸中毒、电解质紊乱尚未纠正，机体各重要脏器细胞受到损伤后其功能尚未恢复，经常会在自主循环恢复后出现心血管功能和血流动力学等方面的紊乱，常出现休克、心律失常、脑水肿、肾功能不全及继发感染等并发症。如患儿经处理后出现高热、呼吸困难等，应考虑并发症的发生，立即报告医生，及时给予处理。

（四）心理护理

心理、情绪应激是心搏骤停的重要诱发因素，患儿经历心搏骤停后往往比较惶恐，情绪不稳，此时应当做好家长及患儿的安抚工作，消除紧张及焦虑情绪，使其积极配合治疗，避免情绪应激的再次发生。

五、健康教育

良好的心搏骤停相关健康管理知识的宣传教育能有效预防心搏骤停的发生及提高心搏骤停发生时的救治率。健康教育是心搏骤停护理的重点内容，应做好相关知识宣教，让看护者和家长学会急救知识和急救处理方法，加强对婴幼儿的看护，从而在发生心搏骤停时能及时采取救援措施，提高生存率。

第二节　心肺复苏术

一、心肺复苏术的概念

心肺复苏术（cardiopulmonary resusciation，CPR），是针对心搏、呼吸骤停采取的“救命技术”。

心搏骤停发生后，全身重要器官将发生缺血、缺氧。特别是脑血流的突然中断，10 秒左右即可使患者出现意识丧失，4 ～ 6 分钟时脑循环持续缺氧开始引起脑组织损伤，而超过 10 分钟时将发生不可逆的脑损害。

心肺复苏的黄金时间为心搏骤停后 4 ～ 6 分钟。

二、心肺复苏术的成功率

CPR 的成功率与开始抢救的时间密切相关，从理论上来说，对于心源性猝死者，呈现出每分钟大约 10% 的正相关性：

心搏骤停 1 分钟内实施 CPR：成功率 > 90%；

心搏骤停 4 分钟内实施 CPR：成功率约为 60%；

心搏骤停 6 分钟内实施 CPR：成功率约为 40%；

心搏骤停 8 分钟实施 CPR：成功率约为 20% 且侥幸存活者可能已“脑死亡”；

心搏骤停 10 分钟实施 CPR：成功率几乎为零。

三、心肺复苏的方法

现场及时抢救，分秒必争开始人工呼吸与人工循环，以保证全身尤其是心、脑重要器官的血流灌注及氧供应，为心肺复苏成功的关键。待心脏复跳后再转送至有条件的医院继续治疗，使患儿恢复自主呼吸和神志。

（一）心肺复苏核心步骤 ABC

造成呼吸心搏骤停的原因虽不同，但最开始的复苏方法并无区别。复苏开始时无须强调病因诊断，可待最开始的复苏成功后，再进一步明确病因，进行治疗。在现场急救缺少药物、器械的条件下，基础生命支持 ABC 是指：开放呼吸道（airway，A），人工呼吸（breathing，B），胸外心脏按压（circulation，C）。基础生命支持的顺序为“C-A-B”，但新生儿的施救顺序仍然是 A-B-C。

1. 开放呼吸道

婴幼儿心搏停止的重要原因是呼吸道梗阻，呼吸道不畅也会影响复苏效果。施行人工呼吸前须清除患儿口咽部分泌物、呕吐物及异物（如泥沙），一般采用手指或吸引法。保持头呈后仰位，以使气道平直，可去掉枕头，伸展头颈部，并抬高下颌角使下颌骨上移，防止舌根后坠压迫咽后壁而阻塞气道。也可放置口腔通气道，使口咽部处于开放状态。此时应当注意，婴幼儿气管缺乏坚固软骨的支持，肌肉韧带亦较松弛，在保持头后仰位时用力不应过猛，否则会导致气管塌陷，造成呼吸道阻塞，甚至引起颈椎脱位，也可压迫椎动脉及颈静脉而加重脑循环障碍。对于后鼻孔闭锁的新生儿，应放置口腔通气道后再转院治疗。

2. 人工呼吸

现场急救可采用口对口人工呼吸或简易呼吸器。原理是利用急救者的补呼气量（必要时还可利用肺活量）大幅度增加患儿平静呼吸气量，施救者在急救过程中尚可感觉、识别患儿通气情况及呼吸道有无阻塞。操作时，使患儿平卧，肩背稍垫高，头后仰，以保持气道平直；施救者位于患儿一侧，用手将下颌向前上方托起，以防舌根后坠阻塞咽部。如为小婴儿，则不必垫高肩颈部，仅将手置于颈后，使头略后仰即可。施救者另一手的拇指、食指捏紧患儿鼻孔，其余手指置于患儿前额部。施救者深吸气后，对准幼儿口腔将吸入气体吹入，此时可见患儿上胸抬起。停止吹气后，施救者立即放开幼儿鼻孔，因胸廓及肺的弹性回缩作用，可出现自然呼气动作，排出肺内气体。所有人工呼吸（无论是口对口、口对面罩还是球囊 - 面罩、球囊对高级气道）均应该持续吹气 1 秒以上。

数次吹气后，应缓慢挤压患儿上腹部 1 次，排除胃内积聚的空气。若患儿牙关紧闭，可用手捏住其口唇，采用口对鼻吹气。对于 2 个月以下的婴儿，施救者也可用嘴完全覆盖患儿的口鼻吹气。采用口对口人工呼吸法，即使方法正确，吸氧浓度也多小于 18%，更难保证通气量恒定。时间过长，施救者可因过度换气而疲乏、眩晕，故应尽快用复苏器、呼吸机等代替。

3. 胸外心脏按压

心脏位于胸椎与胸骨间中下 1/3 处。胸外心脏按压是向脊柱方向挤压胸骨，使心脏内血液被动排出，这是最简便易行的心肺复苏措施。婴幼儿的胸廓组织薄、弹性大，按压时易于改变其前后径，只要方法正确，有效的胸外心脏按压可以使得心排出量达到正常心排出量的 1/4 ～ 1/3，而脑组织只需正常供血量的 15%，即能避免永久性损害。

施行胸外心脏按压的方法是：使患儿仰卧于硬板上，以保证按压效果。施救者将手掌重叠置于幼儿胸骨中下 1/3 交界处，也可以置于乳头连线下方 1 厘米处。施救者肘关节伸直，凭借体重、肩臂之力垂直向患儿脊柱方向挤压，使胸骨下陷，按压深度为胸部前后径的 1/3，约相当于婴儿 4 厘米、幼儿 5 厘米。下压与放松时间相等。施救者用力不可过猛，防止对患儿的肺、肝造成伤害。对患儿可用单掌或平卧位双指按压，对婴儿、新生儿多采用环抱法，如图 3 - 1 所示。

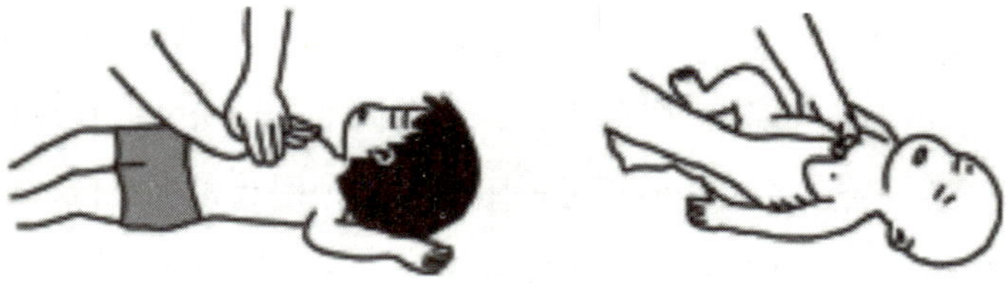

图 3 - 1　婴幼儿胸外按压的方法

（二）婴幼儿心肺复苏术和成人心肺复苏术的区别

（1）胸外按压位置不一样。对于成人和幼儿，应按压两乳头连线之间的胸骨处；对于婴儿，则是按压两乳头连线之间的胸骨稍下方。

（2）胸外按压的方法不一样。对于婴儿及新生儿，则采用环抱法，用指腹按压；对于成人及幼儿，则用掌根按压。

（3）按压深度不同。成人按压深度为 5 厘米，婴儿为胸骨下陷约 4 厘米，幼儿为胸骨下陷约 5 厘米。

（4）按压频率不同。美国心脏学会心肺复苏指南推荐的胸外按压频率为 100 ～ 120 次 / 分钟，按压通气比率为 30 : 2。对于婴儿和儿童，双人实施心脏复苏术时可采用 15 : 2 的比率。

（5）呼救时间不一样。对于婴儿，呼救时间是 5 个 CPR 循环；对于成人，则是发现心跳骤停就马上呼救。

（三）早期基础生命支持的流程

1. 判断患儿有无意识

拍打患儿双肩，呼叫其姓名。若患儿有意识，不要挪动，拨打急救电话；检查患儿是否有呼吸，如果没有呼吸或者没有正常呼吸（即只有喘息），则立刻呼救。

2. 呼救

若施救者为独自一人，则应大声呼救，立即拨打急救电话；若有第三者在场，则请他人帮助呼救、拨打急救电话。拨打急救电话时要注意正确报出当时所处位置。

3. 胸外心脏按压

若患儿无呼吸和脉搏，则可先行胸外心脏按压。施救者将两手指放在患儿胸部两乳头连胸部线下方 1 厘米处，压迫深度为胸部前后径的 1/3（相当于婴儿 4 厘米，幼儿 5 厘米）。

4. 开放气道

施救者将一只手置于患儿的前额，然后用手掌推动，使其头部后仰；将另一只手的手指置于患儿颏骨附近的下颌下方，提起下颌，使颏骨上抬。注意在开放气道的同时应该用手指挖出患儿口中的异物或呕吐物。

5. 通气

开放气道后，施救者捏住患儿鼻子，用嘴包住患儿的口，快速吹气（平静呼气量），每次维持 1 秒，然后松开患儿鼻子，让其呼气，共重复两次。

6. 除颤

电击除颤是用较高电压、弱电流短时间电击心脏，使心肌纤维同时发生除极作用，心脏瞬间停搏，并迅即恢复窦性心律。方法为：将除颤器电极板之一置于胸骨右侧第 2 肋间，另一电极板置左腋中线第 4 肋间。电极板与皮肤接触处应涂导电膏或盐水。电极板大小视患儿年龄而异。

除颤时机为发现室颤或心跳骤停 2 分钟内；心跳骤停未及时发现者，在基础生命支持 2 分钟后进行除颤。

当前已出现电脑语音提示指导操作的自动体外除颤器（AED），大大方便了非专业急救医务人员的操作，非专业救护者 30 分钟就可学会。AED 适用于无反应、无呼吸和无循环体征（包括室上速、室速和室颤）的患儿。应用 AED 时，给予 1 次电击后不要马上检查心跳或脉搏，而应该重新进行胸外按压，循环评估应在实施 5 个 CPR 循环（约 2 分钟）后进行。

四、新生儿心肺复苏的步骤

（一）快速评估（第一个 30 秒）

婴儿出生后立即用几秒钟的时间快速评估以下四项指标：

（1）足月吗？

（2）羊水清吗？

（3）有哭声或呼吸吗？

（4）肌张力好吗？

如以上四项答案都为“是”，则可进行最初评价，进行以下常规护理：

（1）保持体温（需辐照床或保温箱）。

（2）清理气道（如有胎粪，需使用胎粪吸引管，如正常，进行下一步骤）。

（3）擦干全身（需保暖巾等）。

如以上四项中有一项答案为“否”，则进行初步复苏。

（二）初步复苏（第二个 30 秒）

1. 保暖

将新生儿放在辐照床上或因地制宜采取保温措施，如用预热的毯子裹住新生儿以减少热量散失等。对体重小于 1 500 克的极低出生体重儿（VLBW），有条件的医疗单位可将其头部以下躯体和四肢放在清洁的塑料袋内，或盖以塑料薄膜置于辐射保暖台上，摆好体位后继续初步复苏的其他步骤。要注意避免高温，否则会引发呼吸抑制。

2. 体位

新生儿头取轻度仰伸位（鼻吸气位）。心肺复苏的体位，患儿一般采取平卧位，脸朝上，躺在地上或者床上，如果床垫是比较软的，必须要在背部垫一块硬板，这样才能受力，从而保证胸外按压的质量。如果是单人施救，施救者一般在患儿胸部的右侧进行操作；如果是双人施救，进行心外按压的施救者一般骑跨在患儿胸部的两侧，进行气道管理的施救者一般在患儿头顶的位置。如果有静脉注射，一般在患儿的手和下肢的位置操作。

3. 吸引

在肩娩出前助产者用手将新生儿的口咽、鼻中的分泌物挤出。娩出后，用吸球或吸管（12 F 或 14 F）清理新生儿口咽、鼻中分泌物。应注意，过度用力吸引可能导致喉痉挛和迷走神经性的心动过缓并使自主呼吸出现延迟。应限制吸管的深度和吸引时间（小于 10 秒），吸引器的负压不超过 100 mmHg（13.3 kPa）。

胎粪污染羊水时的处理：当羊水有胎粪污染时，无论胎粪是稠还是稀，胎儿一经娩出先评估其有无活力。如新生儿有活力，继续初步复苏；如果新生儿无活力，采用胎粪吸引管进行气管内吸引（有活力的定义：规则呼吸或哭声响亮、肌张力好及心率大于 100 次 / 分。以上三项中有一项不好者为无活力）。

4. 擦干

快速擦干全身，拿掉湿毛巾。整个动作过程应轻柔、迅速，避免移动患儿，注意保暖，防止患儿因受凉而病情加重。

5. 刺激

用手拍打或手指轻弹新生儿的足底或摩擦背部两次以诱发自主呼吸，如这些努力无效，表明新生儿处于继发性呼吸暂停，需要正压通气。

经过上述步骤后，可以做第一个 30 秒的评价与第二个 30 秒的判断，需要评价呼吸、心率以及肤色。如可自主呼吸，心率大于 100 次 / 分并且皮肤红润，可进行观察处理。如出现发绀，需要先给氧，如给氧无效，持续出现发绀，需要进行人工呼吸；如有效通气，心率大于 100 次 / 分并且皮肤红润，即可做复苏后护理工作。如新生儿心率小于 60 次 / 分，需进行第三个 30 秒判断。

（三）正压通气（第三个 30 秒）

新生儿窒息复苏最重要和最有效的措施为正压人工呼吸。

（1）如新生儿心率小于 60 次 / 分，则需要进行正压人工呼吸，如做正压人工呼吸后，心率大于 60 次 / 分，则进行人工呼吸处理，如有效通气，心率大于 100 次 / 分并且皮肤红润，即可做复苏后护理工作。

（2）如经过以上步骤后心率还是小于 60 次 / 分，则需要使用肾上腺素进行抢救，如抢救成功，需要再次进行人工呼吸，到心率大于 100 次 / 分并且皮肤红润时，即可做复苏后护理工作。

（3）进行第一步时，需要检查以下步骤的有效性：正压人工呼吸；胸外按压；气管插管；给肾上腺素。在进行这些步骤时，可以考虑使用气管插管。

如心率仍小于 60 次 / 分或持续发绀或人工呼吸失败时，需要考虑以下几个因素：气管畸形、胸部问题（如气胸、膈疝）、先天性心脏病。

如若上述步骤（3 个 30 秒）已经完成，检查工作已经完毕，新生儿无心跳大于 10 分钟，则可考虑停止复苏术。

知识链接

复苏操作如何排序

学习评估新生儿的情况和进行复苏的每一步骤可能要花费若干小时的时间，但是在实践中，在挽救新生儿的生命时，仅有数秒或数分钟的时间去完成这些步骤。

思考一下这个流程的每一个 30 秒：

（1）一旦新生儿出生并交到你和复苏小组手中，首先应当进行快速评估，要问四个问题并在 30 秒内进行初步复苏，如果有特殊的需要，如要吸引胎粪，可能需要稍多的时间。

（2）你应该在不多于另外 30 秒的时间进一步刺激新生儿以建立呼吸，持续地刺激呼吸暂停的新生儿将浪费宝贵的时间，出生后的第一个 60 秒被称为“黄金瞬间”，若清理气道和刺激新生儿呼吸在 60 秒内无改善，应当立即开始正压通气。

（3）下一个 30 秒应当评估呼吸、心率和氧饱和度值并开始呼吸支持措施。如果需要更进一步的复苏措施，应当请另外的小组成员帮助连接并应用氧饱和度仪。若心率无改善，应当检查正压通气是否有效。如果无效，应当矫正通气操作并在 30 秒内再次评估。在确认正压通气有效以前不要进行下一步骤。这时，如果需要，另外一名复苏小组成员可以开始准备用于给药的脐静脉导管。

（4）一旦开始胸外按压，应定期评估心率以决定是否继续进行胸外按压，但是，应避免频繁中断胸外按压，因为这将减少向心脏传送的含氧血。

（5）若在有效的正压通气和胸外按压后，心率仍小于 60 次 / 分，应进行除颤。

五、心肺复苏有效的指征

经30分钟基本生命支持和进一步生命支持抢救措施后，如仍未能恢复患儿心跳、呼吸，或患儿已经死亡，或患儿已经恢复自主呼吸和心跳，则考虑停止心肺复苏术。部分患儿可较长时间存在缓慢心肌电活动，但无心脏机械收缩，即心电机械分离，临床表现深昏迷，瞳孔扩大、固定，无自主呼吸，这往往提示脑细胞不可逆性损伤，继续复苏成功机会甚少。有时心搏虽已恢复，脑功能恢复却无保证，有可能发展为脑死亡或“植物人”状态。应注意，某些药物如镇静剂、阿托品等可影响意识判断或使瞳孔扩大；而过度换气又可抑制自主呼吸，因此应反复排除上述可能。

心肺复苏有效的指征包括：

（1）面色、口唇由苍白、紫绀变红润。

（2）恢复脉搏搏动、自主呼吸。

（3）瞳孔由大变小，对光反射恢复。

（4）眼球能活动，手脚抽动，呻吟。

六、心肺复苏后的处理

经人工呼吸、心脏按压及药物急救治疗，心搏恢复并能维持者，视为初步复苏成功，这只是心肺复苏成功的第一步。以后将相继出现因心、脑、肺、肾等重要生命器官严重缺氧和代谢紊乱造成的脏器功能不全或衰竭，抢救过程中因心脏按压、心内注射等所致的机械损害，以及药物治疗不当等所带来的严重影响。因此心复跳后的康复更为困难，须严密监护患儿，通过尽快送入医院治疗，维持血液循环、纠正心律失常、积极实行脑复苏术等，对可能出现的各种异常采取相应的有效措施，以防心搏骤停再度发生。

知识链接

何为“基础生命支持”

基础生命支持（basic life support，BLS）又称初步急救或现场急救，目的是在心脏骤停后，立即以徒手方法争分夺秒地进行复苏抢救，以使心搏骤停患者心、脑及全身重要器官获得最低限度的紧急供氧。BLS的基础包括突发心脏骤停（sudden cardiac arrest，SCA）的识别、紧急反应系统的启动、早期心肺复苏、迅速使用自动体外除颤仪除颤。对于心脏病发作和中风的早期识别和反应也被列为BLS的一部分。《2010 AHA 成人 BLS 指南》对非专业施救者和医务人员都提出了这一要求。

BLS 的流程由一系列连续评估和动作组成，包括：（1）立即识别心脏停搏并启动应急反应系统；（2）尽早实施心肺复苏术，强调胸外按压；（3）快速除颤；（4）进行有效的高级生命支持；（5）进行综合的心脏骤停后治疗。

本章小结

心搏骤停（cardiac arrest，CA）是指患者的心脏在正常或无重大病变的情况下，受到严重打击引起的心脏有效收缩和泵血功能突然停止。

心肺复苏术（cardiopulmonary resuscitation，CPR）是指采用急诊医学手段，恢复已中断的呼吸及循环功能，是急救技术中最重要、最关键的抢救措施。心搏与呼吸骤停往往互为因果，伴随发生，因此急救工作需两者兼顾，同时进行，否则复苏难于成功。

心肺复苏的最终目标不仅是重建呼吸和循环，而且要维持脑细胞功能，不遗留神经系统后遗症，保障生存价值。

同步习题

一、单选题

1. 婴幼儿心肺复苏时胸外按压速率是（　　）。

A. 100 ～ 120 次 / 分　　B. 100 ～ 110 次 / 分

C. 80 ～ 120 次 / 分　　D. 100 ～ 150 次 / 分

2. 婴幼儿心肺复苏时按压幅度至少为胸部前后径的（　　）。

A. 1/4　　B. 1/3　　C. 1/2　　D. 3/5

3. 现场心肺复苏包括 A、B、C 三个步骤，其中 C 是（　　）。

A. 胸外心脏按压　　B. 人工呼吸　　C. 开放呼吸道

4. 对于呼吸、心搏骤停的伤病员，现场救护的黄金时间是（　　）。

A. 4 分钟　　B. 10 分钟　　C. 15 分钟

5. 现场进行徒手心肺复苏时，伤病员的正确体位是（　　）。

A. 侧卧位　　B. 仰卧在比较舒适的软床上

C. 仰卧在坚硬的平面上

6. 现场心肺复苏时，按压通气比率为（　　）。

A. 30∶2　　B. 15∶1　　C. 20∶3

7. 现场对患儿进行胸外按压时的部位是（　　）。

A. 胸部正中，两乳头连线中点　　B. 胸骨下 1/3

C. 胸骨上 1/3

8. 简单而迅速地确定心搏骤停的指标是（　　）。

A. 呼吸停止　　B. 血压下降　　C. 意识消失，无大动脉搏动

二、判断题

1. 如无颈动脉搏动或搏动低于 80 次 / 分应立即进行胸外按压。（　　）

2. 单掌按压适用于 5～8 岁儿童。（　　）

3. 婴幼儿胸外按压手法有双指按压法、双手环抱法。（　　）

三、简答题

1. 何为高质量的心肺复苏？

2. 心肺复苏程序的 A、B、C 代表的具体内容是什么？

四、思考题

终止心肺复苏的指征有哪些？

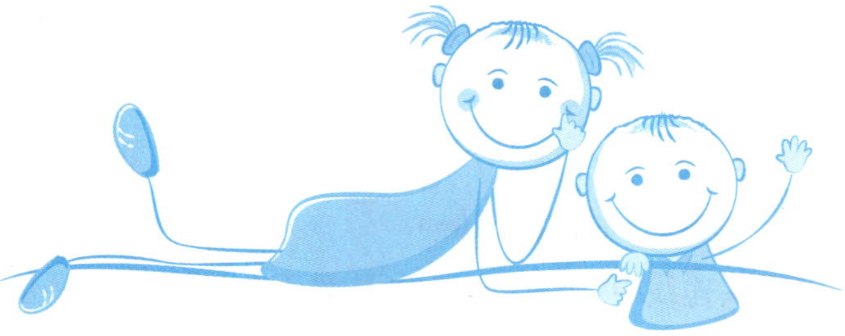

第四章　常见理化因素所致婴幼儿损伤的处理

学习目标

知识目标

1. 了解创伤的定义和分类。
2. 掌握常见理化因素所致婴幼儿损伤的处理原则和急救措施。

能力目标

1. 能熟练运用创伤的基本生命支持技术。
2. 能在突发事件中迅速、准确地实施创伤的现场救护步骤，挽救婴幼儿生命。

素养目标

1. 了解现场创伤救护的重要性。
2. 能运用所学知识，为创伤、烧伤、中暑及淹溺患儿进行健康指导。

案例导入

2021年9月5日8：45，某大学校门口发生一起交通事故。一位母亲和孩子被一辆倒车的货车碾压，造成重伤。120救护车于9：08赶到现场，在进行初步救治后，母亲和孩子被抬上救护车送至医院急诊抢救。令人痛心的是，该母子于当晚8时左右经抢救无效死亡。

问题：如果你是现场目击者，你会如何对被货车碾压的母亲和孩子进行现场急救？

第一节 常见创伤的急救处理

一、创伤概述

创伤的定义可分为广义和狭义两种。就广义而言，创伤是指人体受到外界某些物理性（如机械力、高热、电击等）、化学性（如强酸、强碱及糜烂性毒剂等）或生物性（如虫、蛇、犬的咬蜇等）致伤因素作用后所引起的组织结构的破坏。就狭义而言，创伤是指机械性致伤因素所造成的损害，是临床最常见的一种损伤。严重创伤的应急救护要快速、正确、有效，以挽救伤员的生命，防止损伤加重和减轻伤员的痛苦。

二、创伤的常见原因及特点

创伤的常见原因有：交通事故中发生的撞击、碾压等；日常生产、生活中意外发生的切割、烧烫、电击、坠落、跌倒等；自然灾害和武装冲突中发生的砸埋、挤压、枪击、爆炸等。这些都会造成各种损伤，导致人体组织结构的损害和功能障碍。

创伤的特点是发生率高，危害性大，严重的创伤如果不进行及时救治，将导致残疾或生命危险。了解创伤的特点，有助于在早期救治中及时采取有效的措施，达到挽救生命和减轻伤残的目的。

三、创伤的主要类型

由于损伤形态、受伤部位等不同，对创伤可以用不同的方法分类。在应急救护伤员时，应根据伤员的创伤类型采取相应的救护方法。对创伤进行分类是为了对创伤做出正确的诊断，以便使伤员得到及时而有效的救治。

（一）按体表结构的完整性分类

按体表结构的完整性可将创伤分为开放性和闭合性两大类，皮肤黏膜尚保持完整者为闭合性创伤；皮肤黏膜有破损者为开放性创伤。此分类方法有利于了解创伤后有无感染，一般来说，开放性创伤易发生伤口感染，但某些闭合性创伤，如肠破裂，也可能发生严重的腹腔感染，应予以重视。开放性创伤包括擦伤、割伤、撕脱伤及穿刺伤等；闭合性创伤包括挫伤、扭伤、拉伤、挤压伤、爆震伤、关节脱位、闭合性骨折和内脏损伤等。

（二）按致伤部位分类

按致伤部位可将创伤分为颅脑伤、胸腔伤、腹腔伤、盆腔伤、肢体伤等。此分类方法常与损伤的复杂性分类综合考虑。按损伤的复杂性，又可将损伤分为单发伤、多发伤、多处伤、复合伤等。若同时发生多部位或脏器创伤，则为多发伤。此分类方法有利于判断伤处重要脏器的损害和功能紊乱情况。

（三）按致伤因素分类

锐器可致刺伤、切割伤、穿透伤等；钝性动力可致挫伤、挤压伤；切线动力可致擦伤、撕裂伤等；枪弹可致火器伤等。此分类方法有利于评估伤后的病理变化。

（四）按伤情轻重分类

此分类方法有利于区分组织器官的破坏程度及其对全身的影响大小。如有胸内、腹内或颅内的器官损伤，导致呼吸、循环、意识等重要生理功能发生障碍，均属于重伤。

四、婴幼儿常见创伤的处理原则

（一）体表开放性创伤

特点：外出血，开放性伤口，易感染；多见于擦伤、刺伤、切伤、砍伤、撕裂伤。

处理：

（1）止血：直接按压止血；

（2）清洗创面：用生理盐水或淡盐水清洗创面；

（3）消毒：使用碘酒、酒精，不要渗入伤口，在伤口外周由外到内消毒；

（4）包扎：一般不包扎，伤口较大时可以用消毒纱布包扎。

（二）切伤、砍伤

特点：由于切断血管多无明显收缩，出血较为明显。

处理：现场用清洁的布类敷料压迫止血；包扎后送医院清创治疗，一般不超过6～8小时。

（三）刺伤

刺伤是由刺刀、铁钉、竹片、钢丝等猛力插入软组织所致的损伤。

特点：伤口小而深；易并发感染，尤其是厌氧菌，如破伤风感染。

处理：及时送医院清创并注射破伤风抗毒素。

（四）头皮撕裂伤

特点：伤口边缘不整齐，头皮血管丰富，出血较剧烈且不易自止，可引起失血性休克。

处理：现场应立即加压包扎止血，去医院清创缝合。

（五）闭合性创伤

特点：体表结构完整性未受到破坏，表面无伤口。常见体表闭合性创伤有软组织挫伤、头皮血肿、关节扭伤。软组织挫伤最常见，一般是钝性暴力或重物打击所致。表现为伤部肿痛、淤血。

处理：小范围的软组织挫伤早期局部冷敷，以减少组织渗血，24 小时后可热敷和理疗，以利于局部淤血吸收消退。

（六）头皮血肿

类型：皮下血肿、帽状腱膜下血肿。

处理：

（1）皮下血肿：加压包扎，早期冷敷，24 小时之后热敷，1 ～ 2 周可自行吸收，切忌用力揉搓。

（2）帽状腱膜下血肿：先加压包扎，再送医院治疗，48 小时后在无菌操作下穿刺抽血后，再加压包扎，4 周左右血肿吸收。

（七）踝关节扭伤

踝关节扭伤是关节部位一侧受到过大的牵引力，相关韧带超过其正常活动范围而造成的损伤。主要表现为皮肤青紫和活动障碍。

处理：立即制动，肢体抬高，24 小时内局部冰敷，以减轻出血和肿胀，48 小时后热敷，促进淤血消退。

冷热敷方法：

（1）冷敷：将冷水浸泡过的毛巾放于患处，每 3 分钟左右更换一次；也可用冰块装入塑料袋内进行外敷，每次 15 ～ 20 分钟。每 2 小时敷一次，直至肿胀消除。

（2）热敷：将热水浸泡过的毛巾放于患处，5 ～ 10 分钟后毛巾已无热感时进行更换，每天 1 ～ 2 次。

注意：受伤 24 小时内冷敷，48 小时后热敷，不能颠倒；切忌在受伤后立即局部手法按揉；伤后要避免继续负重或行走；扭伤与骨裂、骨折难以辨别区分，如果感觉疼痛难忍，应及早就医。

五、婴幼儿常见创伤的急救措施

（一）婴幼儿头皮受伤的急救措施

婴幼儿玩耍时摔伤头部，有时出血，有时不出血。对此应采取的急救方法是：轻轻触摸伤口周围的颅骨，如有松动，则有可能骨折，此时切勿按压；如无松动，则视出血情况进行处理。

1. 出血时的处理

出血时，马上用一块清洁的纱布轻轻按压伤口，以达到止血的目的，并及时送医院。

（1）止血后，用纱布敷住伤口。如怀疑伤口内有异物或颅骨骨折，可轻轻敷上纱布，周围放置环形垫，以减轻包扎时的压力。

（2）用三角巾固定纱布和环形垫。将三角巾长的一边放在前额，拉回颈背相交后再拉回前额打平结，使三角巾紧紧包住头皮（见图 4－1）。

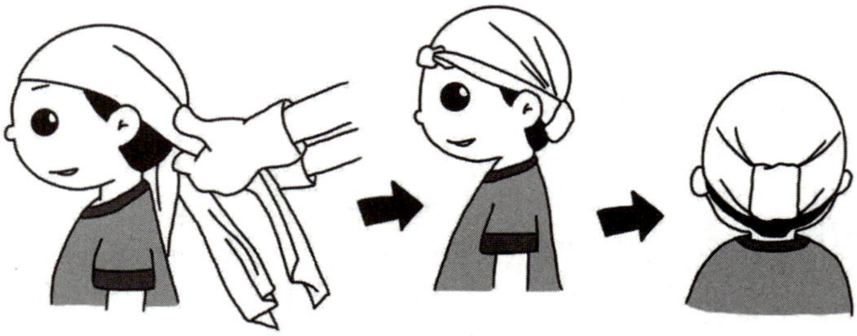

图 4－1　婴幼儿头皮受伤的包扎

（3）送入医院做清创处理，必要时可注射破伤风抗毒素和进行抗生素感染预治疗。

2. 未见出血时的处理

摔伤后未见出血，成人要对婴幼儿进行 24 小时的密切观察，如果出现以下症状，应及时送往医院急救：

（1）受伤后有恶心、呕吐的现象。

（2）受伤后有过意识丧失的现象，或正处于意识丧失的状态。

（3）头部剧烈疼痛。

（4）眼、耳、鼻周围有出血症状。

（5）有抽风、麻痹、言语障碍等症状。

（二）手部外伤的急救措施

1. 钝器伤

特点：皮肤大多不会破，出现皮下青或血肿。

处理：冷毛巾或冷水袋外敷半小时左右，能防止血肿增大，减轻疼痛。

2. 轻微擦伤

婴儿学走路或幼儿奔跑、跳跃时不慎跌倒，很容易蹭破膝盖、胳膊肘，尤其是穿衣较少的夏季更为常见。

蹭破皮肤后，应先观察婴幼儿伤口的深浅，若伤口较浅，仅仅蹭破了表皮，只需将伤口处的泥沙清理干净即可。如果伤口较深有出血，应该用自来水或生理盐水清洗伤口，并用酒精消毒，处理后无须包扎。若伤势较严重，需要去医院治疗。

标准急救用品：种类齐全的创可贴。

可以选用的替代材料：清水、湿纸巾或婴儿纸巾。

处理：如果手边没有创可贴，处理轻微擦伤的最佳方法就是让伤口自行痊愈。用湿纸巾或者流动的清水轻轻地将伤口周围擦洗干净即可。不推荐使用消毒纸巾，因为有些纸巾内含有的消毒成分药性强烈，易造成皮肤过敏。没有湿纸巾的情况下，用婴儿纸巾也可以。

3. 扎刺伤

婴幼儿容易被尖锐物品扎伤，如带刺的花草、木棍、竹棍等。竹刺、木刺扎入皮肤后，有时会有一部分露出皮肤，有刺痛感，应立即取出。

处理：先用自来水或生理盐水将伤口清洗干净，然后用消毒过的针或镊子顺着刺的方向把刺全部挑、拔出来，不应有残留，并挤出淤血，随后再用酒精消毒伤口。如果刺扎在了指甲里或难以拔除，应送医院处理。

4. 切伤

婴幼儿在使用剪刀、小刀等文具或触摸纸边、草叶和打碎的玻璃器具、陶器时，都可能发生手被划破的事故。

处理：

（1）如果出血较少且伤势并不严重，可在清洗之后，用创可贴贴在伤口上。如果是玻璃器皿扎伤，应先用清水清理伤口，用镊子清除碎玻璃片，消毒后进行包扎。

（2）若伤口大且出血不止，应先止血，然后立刻送往医院。

5. 挤伤

婴幼儿的手指若被门、抽屉挤伤，会给婴幼儿造成痛苦，严重时可出现指甲脱落的情况，应及时发现并处理。

处理：若手指无破损，可用水冲洗，进行冷敷，以便减轻痛苦。若有出血，应消毒、包扎、冷敷。若指甲掀开或脱落，应立即送往医院。

（三）眼部受伤或眼内有异物的急救措施

1. 眼部受伤

标准急救用品：眼罩。

可以选用的替代材料：干净的棉手帕。

处理：用清水将受伤眼睛冲洗干净，然后将眼罩或折好的棉手帕遮于眼部，并将其轻轻固定于头部。如果条件允许，最好将双眼全都遮住，否则由于未受伤的眼睛眼球不断转动，会导致受伤的眼睛眼球被迫跟着转动，导致伤势扩大。

2. 眼内有异物

婴幼儿眼内异物最为多见的是小沙粒、小飞虫等。异物入眼后，可附在睑结膜的表面，进入睑结膜囊内，也有的嵌在角膜上。对于不同的情况，应采用不同的方法。

处理：让婴幼儿轻轻闭上眼睛，切不可揉搓眼睛，以免损伤角膜。清洁双手后，方可为婴幼儿处理。沙粒附在睑结膜表面时，可用干净柔软的手绢或棉签，轻轻拭去。若嵌入睑结膜囊内，则需要翻开眼皮方能拭去。翻上眼皮的方法是让婴幼儿向下看，用拇指和食指捏住他的眼皮，轻向上翻即可。若运用以上各法均不能取出异物，婴幼儿仍感极度不适，有可能是角膜异物，应立即去医院治疗。

如果有异物刺入眼内，千万不要自己取，要用干净的小杯扣在有异物的眼上，再盖上纱布，用绷带固定，去医院治疗。

（四）骨折的急救措施

骨折是指骨头折断或者碎裂的情况，婴幼儿的骨骼折断和成年人是不一样的。婴幼儿可能会折断成骨中心，这种骨折一般会出现在较长的骨头的末端，因此可能影响未来的发育。婴幼儿发生骨折时，一般只会折断一面。不过，有时候婴幼儿也会出现与成人一样的骨折。对有些骨折，父母能一眼看出来，有些则要几天后才发现。如果婴幼儿的腿动不了，或者动腿时看起来很痛苦，就应该及时去医院进行 X 线透视，判断婴幼儿是否骨折。

1. 骨折的分类

（1）骨头完全断裂的称为完全骨折，仅部分裂开的称为不完全骨折。

（2）骨折的断片在三块以上的称为粉碎性骨折。

（3）骨折断端刺穿皮肤，与外界相通，称为开放性骨折；骨折处皮肤无损伤、骨头不外露，与外界不直接相通，称为闭合性骨折。

（4）骨折发生在骨质原有病变的基础上，称为病理性骨折。

2. 判断婴幼儿是否骨折

发生骨折时，婴幼儿受伤部位会有疼痛和压痛感，活动后疼痛有所加重；局部有肿胀、瘀斑；受伤部位出现部分或全部的功能丧失；严重时肢体可出现畸形，如短缩、扭曲、旋转等；移动受伤部位可听到骨断端有摩擦的声音；婴幼儿的腿完全动不了，或动起来很痛苦。如果婴幼儿摔伤，应及时到医院进行X线透视，以判断是否有骨折。

3. 急救处理方式

止血、固定、包扎、搬运（详见第二章）。

4. 不同骨折的固定

（1）四肢骨折的固定。摔倒或受其他外伤以后，四肢的某个部位疼痛剧烈、发生畸形或活动受限，就要想到可能是发生了骨折。一旦发生了骨折，应做紧急处理，然后送医院治疗。

骨折发生后，应当迅速使用夹板固定患处。如果不固定，让骨折部位乱动，则有可能损伤到神经血管，造成麻痹。但是，骨折时，由于局部有内出血而不断肿胀，因此不应固定过紧，不然会压迫血管引起淤血。

可以用木板附在伤肢一侧，在木板和肢体之间垫上棉花或毛巾等松软物品，再用带子绑好，松紧要适度。木板两端要长出骨折部位上下两个关节，做超过关节的固定，这样才能彻底固定伤肢。如果没有木板，可用树枝、擀面杖、雨伞、报纸卷等物品代替。

（2）肘关节以上的上臂骨折的固定。固定用的夹板长度应从肩到肘关节。如果找不到固定材料，也可把上臂用皮带与前胸捆在一起，并将上肢这一侧的衣襟剪一个小洞，把衣襟向上反折，兜住伤臂后，扣在第一或第二颗纽扣上固定。

（3）大腿骨折的固定。可用一块相当于从足跟到腋下长度的夹板放在伤肢外侧，再用布带将伤肢和夹板捆在一起。如果没有适当的材料，也可将两腿绑在一起，利用未受伤的腿来固定伤腿。

（4）小腿骨折的固定。固定方法与大腿类似，只不过夹板的长度只需从膝关节以上到足部即可。

（5）脊椎骨折的固定。当婴幼儿可能有颈椎、胸椎等骨折时，不要试图自行搬动其身体，若将婴幼儿抱起移动，可能会使断骨损伤脊髓。搬动时，应由 3 ～ 4 人共同轻轻托起伤者，保持其脊柱呈水平位，轻放于硬板担架或床板上，及时送医院治疗。

（6）开放性骨折的固定。发生开放性骨折时，断骨刺穿皮肤，伤口会血流不止。首先要用干净的布或消毒纱布压迫伤口、止血并固定患处，再用夹板固定（注意不要试图把变形或弯曲的肢体弄直，也不要将露出伤口的断骨塞回伤口内以免感染）。无夹板的，可用木棍、树枝、竹竿等代替。包扎时，要在夹板上垫上衣服或布等软物，以防皮肤受损。包扎时要把伤肢的上下两个关节固定起来，先绑骨折上端，后绑骨折下端，动作要轻，受伤部位不要绑得太紧。

固定、捆绑的松紧度要适宜，过松达不到固定的目的，过紧会影响血液循环，导致肢体坏死。固定四肢时，要将指（趾）端露出，以便随时观察肢体血液循环情况。如出现指（趾）苍白、发冷、麻木、疼痛、肿胀、甲床青紫等症状，说明固定、捆绑过紧，循环不畅，应立即松开，重新包扎固定。皮肤有破口的开放性骨折，由于出血严重，可用干净的消毒纱布压迫，在纱布外面再用夹板固定。压迫止不住血时，可用止血带，并在止血带上标明止血的时间。

5. 骨折后的护理

骨折后，应加强婴幼儿的营养，补充丰富的蛋白质、维生素和矿物质，这对骨折的恢复非常重要。要特别注意观察石膏或夹板是否固定得太紧，如果发现有严重肿胀或皮肤发紫，应及时去医院，抬高婴幼儿受伤的部位以促进血液循环，防止过度肿胀。如果婴幼儿骨折后需要长期卧床，要经常帮婴幼儿按摩受压的皮肤，防止发生压疮。适度带婴幼儿到户外接触阳光，可增加维生素 D 的合成，促进钙质的吸收和利用。婴幼儿骨折后，家长应多陪伴，让婴幼儿保持愉快的心情，例如给婴幼儿讲故事等。

6. 如何避免婴幼儿骨折

不要让婴幼儿爬上家具和窗户；尽量让婴幼儿在软的地面上玩耍，比如草地、沙地或铺了塑胶地板的游乐场所；婴幼儿的床不应该太高，周围要有护栏，婴幼儿待在大人的床上时应随时有人照看；楼梯是一个危险的地方，尽量别让婴幼儿在楼梯上爬，成人抱婴幼儿上下楼时也要注意安全；婴幼儿会走路后，要注意周围的物品是否容易导致其摔跤；在游乐场玩耍时要注意婴幼儿的安全，避免让其从器械上掉下来。

（五）四肢扭伤的急救措施

1. 扭伤的概念

扭伤是指四肢关节或躯体部位的软组织（如肌肉、肌腱、韧带等）损伤，而无骨折、脱臼、皮肉破损等。临床主要表现为扭伤部位疼痛、肿胀和关节活动受限，多发于腰、踝、膝、肩、腕、肘、髋等部位。扭伤在运动中较为常见。

2. 发生四肢扭伤的原因

婴幼儿在活动中用力不慎可发生肢体扭伤，发生扭伤的部位大都在关节处，如腕关节、踝关节等。发生四肢扭伤的原因多为剧烈运动或负重、持重时姿势不当，或不慎跌扑、牵拉和过度扭转等。

3. 四肢扭伤的临床症状

总体上，四肢扭伤会出现以下四种症状：

（1）疼痛：扭伤部位出现胀痛、热痛、撕裂样疼痛，局部肌肉有压痛，活动时疼痛加剧。

（2）肿胀：关节扭伤部位出现不同程度的肿胀，若为肌肉拉伤，则肿胀不明显。

（3）淤血：扭伤部位出现不同程度的淤血，表现为局部青紫或红紫，常围绕受伤关节。

（4）运动障碍：伤侧下肢常因疼痛而不能触地，腰部扭伤的伤员常不能做扭转动作。

4. 冷敷和热敷的原理

冷敷的原理是使受伤部位血管收缩，减少出血。热敷的原理是扩张血管，促进血液循环，促进康复。局部热敷的方法可以使得局部肌肉的血液循环加快，促进局部炎症的药物吸收，起到减少疼痛、帮助受伤部位康复的作用。

5. 扭伤的急救操作步骤

（1）安抚婴幼儿情绪：与婴幼儿沟通，使其保持情绪稳定。

（2）观察扭伤状况：抱起婴幼儿，检查全身及四肢，活动一下，观察扭伤程度。

（3）冷敷：将冷水浸泡过的毛巾放于伤部，每 3 分钟左右更换一次，也可以用冰块装入塑料袋内进行外敷，每次 20 ～ 30 分钟。夏季则可用自来水冲洗，冲洗时间一般为 4 ～ 5 分钟，不宜太长。

（4）热敷：

方法一：将热水或热醋浸泡过的毛巾放于伤处，5 ～ 10 分钟后毛巾已无热感时进行更换，每天进行 1 ～ 2 次。

方法二：热水袋热敷。

1）打开热水袋盖子，往里吹气，再拧上盖子，在面颊旁挤压，确定热水袋完好无损、无老化。

2）打开热水袋盖子，一手提起热水袋一侧口沿，另一手灌入60℃的温水至2/3袋。

3）去除多余气体，拧上盖子，倒提热水袋，确定无漏水。

4）用毛巾包裹热水袋，放置于扭伤处。

注意：如局部肿胀严重，或有其他异常情况，应及时去医院就诊；出现扭伤后，48小时后才可进行热敷。

（六）鼻出血的急救措施

鼻出血是幼儿的常见症状，其部位多是在双侧鼻中隔前部的毛细血管网区，这部分血管网很表浅，有数条血管交会于此，分布在鼻中隔的黏膜层，不慎受伤容易出血，且量多。

引起鼻出血的原因最常见的是碰撞跌倒、受到重击或有抠鼻子的不良习惯。还有些其他的原因，如婴幼儿偏食、挑食导致维生素缺乏；患血液疾病的婴幼儿虽然鼻子没有受伤，但却时常流鼻血，通常流速缓慢，但是次数频繁。

1. 鼻出血时的禁忌

婴幼儿鼻出血时要注意以下几点禁忌：

（1）忌用卫生纸塞住鼻子堵血。粗糙的卫生纸会刺伤婴幼儿鼻黏膜血管，造成更严重的出血。

（2）忌低头。如果头部过低，可使出血量更多，鲜血红色的刺激，会使婴幼儿过度紧张，增加出血量。

（3）忌仰头躺下。流鼻血时，如果让婴幼儿仰起头或仰躺着，表面上看不再流血，实际上鼻血还在继续流着，不过是由鼻腔中流改为口中流，血的腥味可能会引起婴幼儿反胃，血块也会阻塞喉头或鼻腔，反而造成婴幼儿呼吸困难。如果吞入大量的血液，会刺激胃壁引致呕吐且带血液，更令人惊慌失措。

2. 鼻出血的止血方法

（1）冷敷法。以冷水浸湿的毛巾或冰袋敷于患者的前额或颈部。血液遇寒凉而凝集，流动减缓，从而达到止血目的。

（2）压迫法。用拇指及中指同时紧压两侧鼻翼，使出血的部位受到压迫而停止流血，约5分钟后松手看看是否止血，若继续流血，则再重复紧压鼻翼5～10分钟，大多数可止血。此时应尽量让婴幼儿安静，避免哭闹。

（3）鼻腔填塞法。如果出血量大，或用上述方法不能止住出血，则可采用鼻腔填塞法止血。具体做法是：用脱脂棉卷成如鼻孔粗细的条状，向鼻腔充填。不要松松地填压，因为这样达不到止血的目的。

3. 鼻出血的预防

（1）家园配合积极预防、治疗。针对婴幼儿鼻出血的各种原因，幼儿园老师应当及时与家长沟通。如果是疾病引发的鼻出血，则要及时进行治疗；如果是不良习惯引发的鼻出血，幼儿园老师应和家长配合，帮助婴幼儿尽快改掉坏习惯，并在平时的饮食中注意让婴幼儿多饮水，多吃一些富含维生素的黑木耳、莲藕粉等有收敛止血功能的食物。

（2）科学创设环境。夏天天气炎热，冬季天气干燥，都会导致鼻出血，要提醒婴幼儿注意多饮水。夏季婴幼儿进行户外活动时应避免暴晒；冬季婴幼儿活动室内空气干燥，可使用加湿器或开窗通风，不要让室温过高，保持空气的湿度。这些措施都有利于减少婴幼儿鼻出血的发生。

六、严重创伤的急救

（一）严重创伤死亡高峰期

车祸、地震等造成的创伤存在病情危急、多器官受损的情况，称为严重创伤。严重创伤因发生时间长短不同，存在三个死亡高峰期，分别为严重创伤发生数秒到数分钟之间的死亡高峰期、严重创伤发生的数分钟到数小时之间的死亡高峰期、严重创伤发生的数小时到数周之间的死亡高峰期。各死亡高峰期内发生死亡的概率如图 4－2 所示。

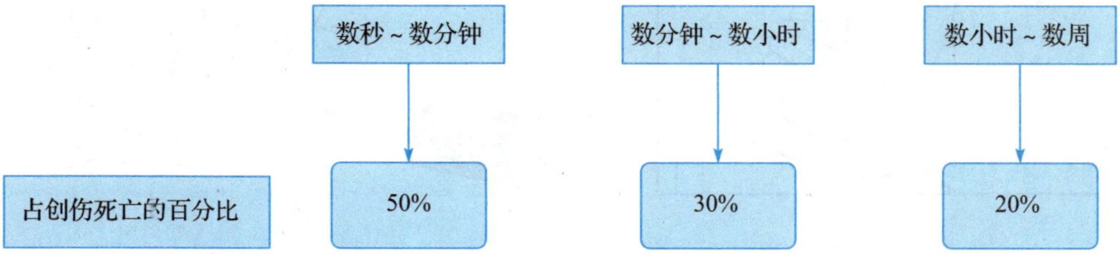

图 4－2 严重创伤的不同死亡高峰期

1. 第一死亡高峰期的原因与应对策略

（1）原因：不可逆的严重创伤；窒息；大出血。

（2）应对策略：现场救护；自救互救；加强应急医疗服务体系（emergency medical

service system，EMSS）建设与民众普及。

知识链接

何为“EMSS”

EMSS 即应急医疗服务体系，是负责实施有效的现场急救、合理分诊、有组织地转送病人及与基地医院密切联系的机构。实践证明，应急医疗服务体系是实施急诊工作的最佳形式。

2. 第二高峰死亡期的原因与应对策略

（1）原因：中等程度出血；休克。

（2）应对策略：止血、包扎、固定、搬运。

（3）严重出血的止血方法：

1）直接压迫止血法：现场最直接、快速、有效、安全的止血方法。

2）加压包扎止血法：将敷料覆盖在伤口上，直接压迫止血，敷料应超过伤口周边至少 3 厘米（见图 4－3）。

3）绷带或三角巾环绕敷料加压包扎止血法：包扎后注意检查肢体末端血液循环（见图 4－4）。

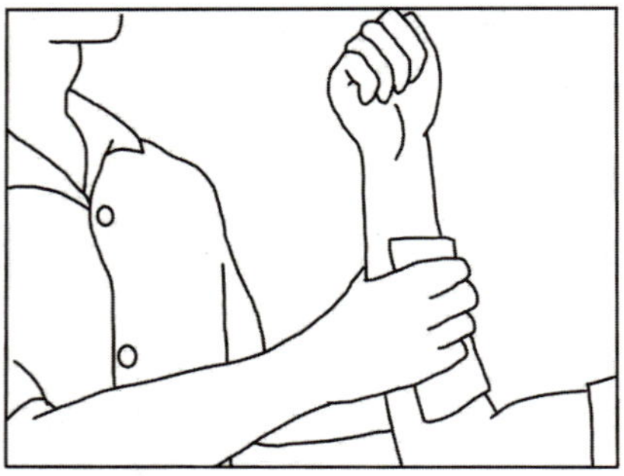

图 4－3　加压包扎止血法

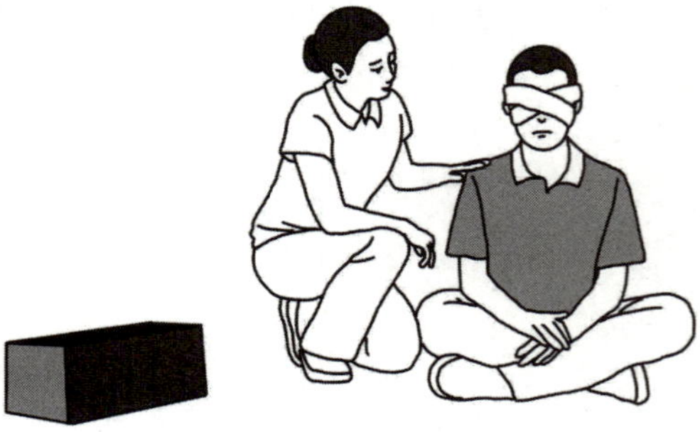

图 4－4　三角巾环绕敷料加压包扎止血法

4）止血带止血法：用于肢体大出血，直接压迫止血或加压包扎止血无效时。止血带的位置一般为：肱动脉，上臂上 1/3 处；股动脉，大腿中上部。

3. 第三高峰死亡期的原因与应对策略

（1）原因：多脏器功能障碍、休克、感染等严重并发症。

（2）应对策略：重症监护室治疗。

4. 创伤救治的“白金一小时”

创伤造成的死亡，大多数发生在现场，部分发生在运送途中，不到1/5发生在医院。如能在一小时内得到有效的救治，则大多数伤者能避免死亡、残疾或严重并发症。

（二）严重创伤现场救护的原则

创伤的早期处理成功与否，直接关系到伤员治疗全过程的效果。严重创伤的现场救护遵循以下原则。

1. 优先抢救生命

医护人员到达现场后，应优先抢救窒息、大出血、开放性气胸、休克、腹腔内脏脱出等特别危重的伤员。注意三种可迅速致死而又可逆转的严重情况：通气障碍、循环障碍和未控制的大出血。具体操作为：保持呼吸道通畅，立即清理口腔分泌物，供氧等；控制外出血，用压迫法或器械迅速控制伤口大出血；处理胸部损伤所致的呼吸紊乱，封闭开放性气胸，行穿刺减压；测量生命体征，迅速判断伤员神志、全身症状等；尽快恢复有效循环血量，用直式留置针开通一条以上静脉通道输入平衡液或其他含盐液体，晶体液与胶体液按3∶1比例输入，血压低者应加快输液速度。

2. 及时包扎伤口

颅脑、胸部、腹部等处的伤口应用无菌敷料包扎。有内脏脱出的腹部伤，不要纳回脏器，用无菌治疗碗扣上脱出的腹内脏器。肢体出血应加压包扎止血，无效时上止血带。

3. 及时有效固定

妥善、及时的固定可减轻疼痛和防止休克，并可避免骨折端移动而引起的神经血管损伤，宜于转运。疑有颈椎骨折者，须用颈托固定，在搬运时采用“一字形”搬运法。

4. 进行重伤评估

紧急处理后，在现场或救护车上应对伤员伤情进行初步评估，用于指导院内治疗。可运用创伤指数法，将创伤的部位、性质、循环、呼吸和意识共5项分为4个等级，分别以1、3、5、6表示严重程度，按此法记分并合计病人的总分。总分在9分以下者，绝大多数只需门诊治疗；10～16分者多为单一系统的严重损伤，需要入院观察或住院治疗；17～20分者可能有多系统严重损伤，并有生命危险；21分以上者情况危重，死亡率高。

（三）严重创伤的处理步骤

1. 现场急救

对于各种类型的创伤，现场妥善救护是挽救病人生命的重要保证。现场急救措施包括循环和呼吸功能的支持，伤口的止血、包扎、固定等。在救护中，要优先解决危及生命的紧急问题，并将病人迅速安全运送至医院。

在应急救护中，要注意对伤员重要部位的检查，因为救护针对的是伤员整体，而不仅仅是损伤局部。初次参加应急救护时，救护员常常因为紧张而把注意力只集中到伤口上，而忽视了检查伤员的重要部位和注意伤员整体情况的变化。对于伤势较重的伤员，一般应在情况较平稳（如止住了活动性出血或解除了呼吸道梗阻）后，立即检查其头、胸、腹是否有致命伤。在确认没有致命伤之后，再进一步包扎没有活动性出血的伤口、固定骨折部位等，以免耽误了致命损伤的早期抢救。对伤员头、胸、腹的检查应在 2 ～ 3 分钟内完成，并根据检查结果迅速采取相应的救护措施。检查顺序如下：

（1）观察伤员呼吸是否平稳，头部是否有出血。

（2）双手贴头皮触摸检查是否有肿胀、凹陷或出血。

（3）用手指从颅底沿着脊柱向下轻轻、快速地触摸，检查是否有肿胀或变形，检查时不可移动伤员。如果疑有颈椎损伤，应固定颈部。

（4）双手轻按伤员双侧胸部，检查双侧呼吸活动是否对称、胸廓是否有变形或异常活动。

（5）双手上下左右轻按腹部四个象限，检查腹部软硬，是否有明显包块、压痛。

此外，还应注意伤员是否有骨盆、下肢以及脊柱的损伤。检查伤员要认真、仔细、迅速，发现异常须立即进行急救处理。不同部位的损伤，其包扎处理方法也不一样（见图 4－5）。初步检查后，救护员应对伤员的整体情况做出判断，这有利于在后续的救治和转运中采取相应措施，防止发生二次损伤和加重伤情。初检结果还应与以后的复检结果做对比，以判断伤情的变化。现场检查的方法以简便易行为宜，主要依靠救护员的感官体察。以检查伤员血液循环状况为例：如果现场照明尚可，能够用肉眼观察，则可以压迫伤者指甲，观察复充盈时间（是否在 2 秒以内）来估计血液循环状况。在没有光亮、肉眼看不见的情况下，可以用摸脉搏的方法判断循环状况：

（1）一般情况下，如果桡动脉搏动可触及，则收缩压为 90 mmHg 以上。

（2）如果桡动脉搏动不可触及，而股动脉可触及，则收缩压为 70 ～ 80 mmHg。

（3）如果仅仅颈动脉可触及，则收缩压应已降至 60 mmHg 左右。

（4）如果颈动脉搏动不能触及，则说明伤员血压已经不能维持大脑的血液供应，需要立即进行心肺复苏抢救。

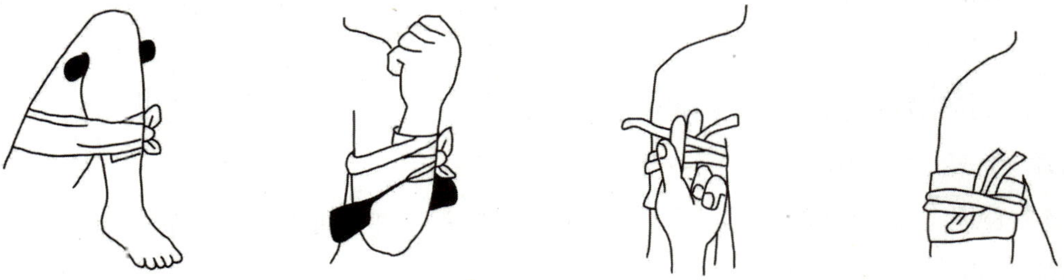

图 4－5　不同部位的损伤包扎处理方法

2. 院内急救

现场救护和急救室施行的包括手术在内的抢救，能挽救大量重伤员的生命，特别是医院内有完备的设施及各专科的技术力量，因此伤员在现场处理后，应尽快转送医院。伤员经现场急救被送到医院后，应立即对其伤情进行再次评估、判断和分类，采取有针对性的措施进行救治。

（1）局部处理。

1）闭合性创伤：单纯软组织损伤者，予以局部制动，抬高伤肢，局部冷敷，12 小时后改用热敷。合并重要脏器、组织损伤者，应立即手术探查和修复处理。

2）开放性创伤：大多数开放性创伤需要手术处理，以修复断裂的组织。根据伤口情况选择相应的处理方法。

A. 清洁伤口：可以直接缝合。

B. 污染伤口：指有细菌污染但尚未构成感染的伤口。开放性创伤早期为污染伤口，应采用清创术对伤口进行清洗、扩创、缝合等处理，以将污染伤口变为清洁伤口，为组织愈合创造良好条件。清创时间越早越好，伤后 6 ～ 8 小时是最佳时间，此时清创一般可达到一期缝合要求。若伤口污染较重或超过 8 ～ 12 小时后才处理，清创后应放置引流条并行延期缝合。

C. 感染伤口：开放性伤口污染严重或较长时间未得到处理，已发生感染，此时要先引流，再行更换敷料（又称换药），这是处理感染伤口的基本措施。其目的是清除伤口的分泌物、坏死组织和脓液，保持引流通畅，控制感染；改善肉芽组织状态，减少瘢痕形成。

（2）全身处理。

1）维持呼吸和循环功能：保持呼吸道通畅，给氧，必要时行气管插管或气管切开，机械辅助通气。输液、输血，尽快恢复有效循环血容量。

2）镇静止痛：正确包扎、固定及适当制动有助于减轻疼痛。因剧烈疼痛可诱发或加重休克，所以可在不影响病情观察的情况下合理使用镇静止痛药物。

3）防治感染：对开放性创伤，在伤后 12 小时内注射破伤风抗毒素，并合理使用抗菌药物。

4）支持治疗：包括维持水和电解质、酸碱平衡，保护重要脏器功能，并给予营养支持治疗。

5）心理支持：创伤后病人可出现恐惧、焦虑等，甚至可发生创伤后压力综合征，因此需注意对创伤后患者的心理支持。

（3）院内急救注意事项。

1）体位。应避免对创伤患者进行过多的搬运，其体位应利于呼吸与促进伤处静脉回流。

2）维持体液平衡，纠正代谢紊乱，预防休克发生。创伤早期休克多由失血过多引起，应密切监测循环系统的变化。伤后血清钾浓度常有高低波动，应及时检测，及时予以纠正。重视创伤患者的营养供给，不能经口进食者，选用肠内或肠外途径行营养支持。

3）伤口的护理。小范围的软组织挫伤，伤后早期局部冷敷，以减少组织内出血，24 小时后可温敷或理疗，以利于炎症的消退。应尽早施行伤口的清洁、清创术及闭合伤的手术处理，根据伤情选用合适的抗生素，预防感染。

4）各器官功能的维护。除了积极处理局部伤外，还应密切观察其对全身的影响，采取相应的措施防治休克和多器官功能不全，并且加强对心、肺、肾、脑等器官功能的监测。

5）其他。应关心患者的心理状态，帮助其面对压力，缓解紧张、恐惧、焦虑，保持情绪稳定。对需要立即手术或预测会发生死亡的患者，应给予家属精神及心理上的支持。

第二节　烧伤的急救处理

一、烧伤的概念

烧伤泛指由热力、电流、化学物质、激光、放射线等所造成的组织损伤。通常所称的烧伤，一般指热力造成的烧伤。热力烧伤是指由火焰、热液、蒸汽、热固体等引起的组织损伤。本节主要介绍热力烧伤的相关内容。

二、烧伤的伤情判断与临床表现

根据烧伤的面积、深度和部位，观察创面变化和全身情况。

（一）烧伤面积和深度估计

1. 烧伤面积

烧伤面积以其相对于体表面积的百分率表示。估计方法有多种，目前我国一般采用中国新九分法和手掌法。

（1）中国新九分法：将全身体表面积划分为 11 个 9% 的等份，另加 1%，即颈部为 9%（1 个 9%）、双上肢为 18%（2 个 9%）、躯干（包括会阴）为 27%（3 个 9%）、双下肢（包括臀部）为 46%（5 个 9%+1%）。

（2）手掌法：用病人自己的手掌测量其烧伤面积。不论年龄或性别，若将五指并拢，则单掌面的面积占体表面积的 1%。若将五指用于小面积烧伤的估计，也可辅以中国新九分法。

2. 烧伤深度

烧伤深度目前普遍采用 3 度 4 分法，即Ⅰ度、浅Ⅱ度、深Ⅱ度、Ⅲ度。其中，Ⅰ度及浅Ⅱ度烧伤属于浅度烧伤；深Ⅱ度和Ⅲ度烧伤属于深度烧伤。

（二）烧伤严重程度判断

按烧伤的总面积和烧伤的深度可将烧伤严重程度分为 4 类（通常情况下，烧伤总面积的计算不包括Ⅰ度烧伤）：

（1）轻度烧伤：Ⅱ度烧伤总面积在 9% 及以下。

（2）中度烧伤：Ⅱ度烧伤面积在 10% ～ 29%，或Ⅲ度烧伤面积不足 10%。

（3）重度烧伤：烧伤总面积在 30% ～ 49%，或Ⅲ度烧伤面积在 10% ～ 19%，或总烧伤面积虽未达到上述范围，但合并有休克、吸入性损伤或有较重复合伤者。

（4）特重烧伤：烧伤总面积在 50% 及以上，或Ⅲ度烧伤面积在 20% 及以上，或存在较严重的吸入性损伤、复合伤等。

（三）全身表现

小面积、浅度烧伤无全身症状，大面积、重度烧伤病人伤后 48 小时内易发生低血容量性休克，主要表现为口渴、脉搏细速、血压下降、皮肤湿冷、尿量减少、烦躁不安等。感染发生后可出现体温骤升或骤降、呼吸急促、心率加快、创面骤变、白细胞计数骤升或骤降；其他如尿素氮、肌酐清除率、血糖、血气分析等都可能发生变化。

（四）吸入性损伤表现

吸入性损伤又称呼吸道烧伤，是指吸入火焰、蒸汽或化学性烟尘、气体等所引起的呼吸系统损伤。其致伤因素为热力或燃烧时烟雾中的化学物质，如一氧化碳、氯化物等，这些化学物质能引起局部腐蚀和全身中毒。多见于头面部烧伤病人，面、颈、口鼻周围常有深度烧伤创面。

三、烧伤的急救措施

（一）现场急救

烧伤的现场处理包括冲、脱、泡、盖、送五个步骤（见图 4－6）。要正确施行现场急救，去除致伤原因，迅速抢救危及病人生命的损伤，如窒息、大出血、开放性气胸、中毒等。若心脏停止跳动，立即就地实施心肺复苏术。

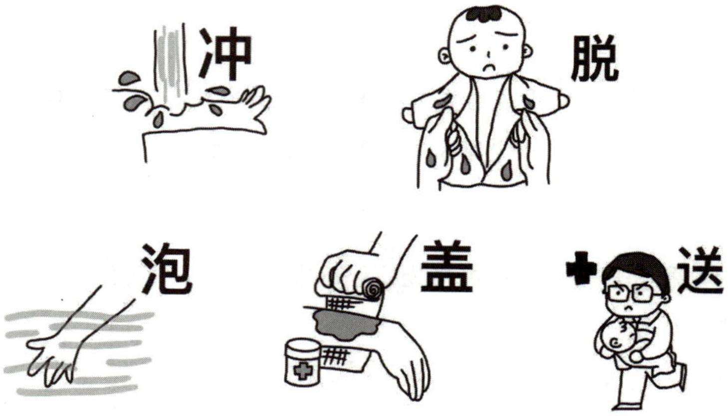

图 4－6　烧伤处理五步骤

（1）迅速脱离致热源，如发生火焰烧伤，应尽快脱离火场，脱去燃烧衣物，就地翻滚或是跳入水池灭火。互救者可就近用非易燃物品（如棉被）覆盖，以隔绝灭火。忌奔跑或用双手扑打火焰。小面积烧伤应立即用冷水连续冲洗或浸泡，既可减轻疼痛，又可防止余热继续损伤组织。

（2）保护创面，剪开并取下伤处衣裤，不可剥脱；可用干净敷料或布类简单包扎创面后送医院处理，避免创面受压，防止其再损伤和被污染。避免用有色药物涂抹创面，以免影响对烧伤深度的判断。

（3）火焰烧伤后呼吸道受热力、烟雾等损伤，会引起呼吸困难、呼吸窘迫，应特别注意保持呼吸道通畅，必要时放置通气管、行气管插管或切开。若一氧化碳中毒，应移至通风处，给予高流量氧气或纯氧吸入。

（4）其他救治措施。应尽快建立静脉通道，给予补液治疗，避免过多饮水，以免发生呕吐及水中毒，可适量口服淡盐水或烧伤饮料。安慰和鼓励病人，使其保持情绪稳定。疼痛剧烈时可酌情使用镇静止痛药物。

（二）院内治疗

1. 小面积烧伤的治疗

小面积烧伤的治疗着重于局部创面处理，预防感染，使创面及早愈合，防止畸形和功能障碍。

（1）清创术。凡烧伤未满 24 小时的新鲜创面，应尽早地在无菌条件下（如手术室）进行处理。先剃净创面周围毛发、剪短指（趾）甲，用肥皂水和清水擦洗干净创面周围健康皮肤。然后用无菌棉花或纱布将消毒液（如 1∶10 络合碘）拭洗创面污物，除去褶皱和已脱落的疱皮（浅Ⅱ度水疱及贴附完整的疱皮不必除去）。吸干创面水分，酌情采用包扎或暴露疗法。

（2）包扎。四肢和躯干多采用包扎疗法，清创后创面上先放一层安信（一种纳米敷料），然后用吸水纱布（数层）和棉垫覆盖，绷带加压包扎。

（3）暴露治疗。适用于头、面、颈、会阴部烧伤，或计划行早期切痂的Ⅲ度创面，或采用湿润烧伤膏治疗的Ⅱ度烧伤创面。清创后在创面上涂纳米银抗菌凝胶，或湿润烧伤膏，或 1% 磺胺嘧啶银冷霜。注意无菌操作及室内保暖，以利创面完全暴露。

2. 大面积烧伤的治疗

大面积烧伤病情严重，治疗步骤繁多，可按下列程序进行：简要采集病史，迅速判断伤情；对危及生命的症状、体征及时处理；镇静止痛；建立静脉输液（穿刺或切开）通道，鉴定血型、交叉配合、测二氧化碳结合力及血常规；给氧；插导尿管，记录每小时尿量、尿比重及酸碱度，送常规检查（注意有无血红蛋白尿及血尿）；制订输液计划；选用有效抗生素及注射破伤风抗毒素；病情平稳后进行清创处理，清创后酌情采用包扎或暴露疗法。

（三）防治休克

严重烧伤特别是大面积烧伤病人，防治休克至关重要。液体疗法是防治休克的主要措施。

1. 补液总量

根据烧伤早期体液渗出的规律估计补液总量。国内通常按病人的烧伤面积和体重计算补液量。

（1）伤后第 1 个 24 小时：每 1% 烧伤面积（Ⅱ度、Ⅲ度）每千克体重应补充胶体液和电解质液共 1.5 mL（幼儿为 1.8 mL，婴儿为 2 mL），另加每日生理需要量 2 000 mL（幼儿为 60 ～ 80 mL/kg，婴儿为 100 mL/kg）。即：第一个 24 小时补液量 = 体重（kg）× 烧伤面积 ×1.5 mL（幼儿为 1.8 mL，婴儿为 2 mL）+ 2 000 mL（幼儿为 60 ～ 80 mL/kg，婴儿为 100 mL/kg）。补液应遵循先快后慢、先晶后胶交替输入的原则，补液总量的一半应在伤后 8 小时内输入。

（2）伤后第 2 个 24 小时：电解质液和胶体液为第 1 个 24 小时的一半，再加每日生理需要量 2 000 mL。

2. 补液种类

胶体液和电解质液的比例为 1∶2，大面积深度烧伤者与婴幼儿烧伤比例可改为 1∶1。胶体液首选血浆，紧急抢救时可用低分子量的血浆代用品，总用量不宜超过 1 000 mL，Ⅲ度烧伤病人可适量输全血电解质溶液。补液首选平衡盐，并适当补充碳酸氢钠溶液。生理需要量一般用 5% ～ 10% 葡萄糖液。

四、烧伤后护理

（一）维持有效呼吸

1. 保持呼吸道通畅

及时清除呼吸道分泌物，鼓励病人深呼吸、用力咳嗽、咳痰；对气道分泌物多者，定时帮助其翻身、叩背、改变体位，以利分泌物排出；必要时可吸痰。密切观察呼吸情况，当病人出现刺激性咳嗽、咳黑痰、呼吸困难、呼吸频率增快、血氧饱和度下降、血氧分压下降等表现时，应积极做好气管插管或气管切开术的准备，并加强术后护理。

2. 给氧

在重症烧伤患者的治疗中，氧疗占有非常重要的地位。了解不同吸氧方式间的量效关系，可以为临床护理提供可靠依据。吸入性损伤病人多有不同程度的缺氧，一般用鼻导管或面罩给氧，氧浓度为 40% 左右，氧流量为 4 ～ 5 L/min。

（二）维持有效循环血量

1. 烧伤较轻者

当烧伤面积较大时，人体不足以代偿体液丧失，则循环血量明显下降，而对于烧伤较轻者，仅有少量体液丢失，所以循环血量损失较少，可予口服盐水或烧伤饮料。

2. 重度烧伤者

迅速建立 2 ～ 3 条能快速输液的静脉通道，以保证各种液体及时输入；遵循“先晶后胶，先盐后糖，先快后慢”的输液原则合理安排输液种类和速度，以尽早恢复有效循环血量。根据动脉血压、中心静脉压、心率、尿量、末梢循环、精神状态等判断液体复苏的效果。液体复苏有效的指标是：

（1）成人每小时尿量为 30 ～ 50 mL，婴幼儿每千克体重每小时不低于 1 mL。

（2）病人安静，无烦躁不安。

（3）无明显口渴。

（4）脉搏、心跳有力，心率在 120 次 / 分以下，婴幼儿心率在 140 次 / 分以下。

（5）收缩压维持在 90 mmHg 以上，脉压在 20 mmHg 以上，中心静脉压为 5 ～ 12 cmH_2O。

（6）呼吸平稳。

（三）加强创面护理，促进愈合

创面护理可以保护创面、减少污染和损伤，及时清创用药，有助于预防局部感染，加速创面愈合，避免脓毒症，减少瘢痕形成，促进功能恢复。

1. Ⅰ度和浅Ⅱ度烧伤的创面处理

Ⅰ度烧伤创面不需要特殊处理，注意保护创面，防止感染，3 ～ 5 天可自愈。浅Ⅱ度烧伤创面若无明显感染，应在无休克情况下行清创后包扎（方法同“小面积烧伤的治疗”所述）。

2. 深Ⅱ度、Ⅲ度烧伤创面的处理

（1）削痂术。

削痂术适用于四肢深Ⅱ度烧伤创面处理。在全麻下用止血带阻断血流，处理深度应达到白色（乳白或瓷白）的真皮层。松止血带后创面出血活跃，有致密的针尖样出血点。若创面呈黄褐色，暗色无光，血管有血栓形成，松止血带后出血点稀疏，表示削痂深度不够；若创面出现黄色脂肪颗粒，表示削痂过深。削痂后创面经彻底止血后可用薄层自体皮移植，也可用自体皮与异体皮相间混合移植，或用大张异体皮打洞嵌入微型自体皮片，或用敷料皮封闭创面。

（2）切痂植皮。

切痂植皮适用于四肢、躯干深Ⅱ度烧伤及手背、关节部位的深Ⅱ度烧伤坏死组织切除，切除深度应达深筋膜。深筋膜和肌肉有坏死应一并切除。切除后创面止血，酌情立即或延迟植皮。如果Ⅲ度烧伤面积在20%以内，可于伤后3～5天一次性切除全部。小面积创面可用自体皮片移植。大面积创面采用自体皮片与异体皮片混合移植，或用大张异体皮打洞嵌入微型自体皮片，或用敷料皮加自体微粒皮覆盖创面。Ⅲ度烧伤面积超过20%者，于伤后3～5天开始分期分批切皮，每次间隔3天左右，每次切割面积约为20%。切后创面用异体皮加自体微粒皮覆盖。介于深Ⅱ度和Ⅲ度烧伤之间难以鉴别时，宜先削痂除去坏死组织，尽量保存残留的自体上皮。Ⅲ度烧伤后2～3周焦痂自行溶解分离，逐步剪除溶解削痂，待长出新鲜肉芽组织时，再用薄层自体皮片移植覆盖创面，此方法周期长，目前很少采用。

（3）包扎疗法护理。

抬高肢体并保持各关节功能位，保持敷料清洁和干燥，敷料潮湿时，及时更换，每次换药前，先给镇痛剂，减轻换药所引起的疼痛，观察创面，及时发现感染征象，如发热、伤口异味、疼痛加剧、渗出液颜色异常。需加强换药及抗感染治疗，必要时可改用暴露疗法。注意观察肢体末血液循环情况。

（4）暴露疗法护理。

1）安排病室，保持病室清洁，室内温度维持在30～32℃，使创面暴露在温暖、干燥、清洁的空气中。

2）注意隔离，防止交叉感染。接触病人前需洗手戴手套，接触病人的所有物品如床单、治疗巾、便盆等均需要消毒。注意保持床单的干燥和清洁。

3）保持创面干燥，渗出期用消毒敷料定时吸去创面过多的分泌物，表面涂抗菌药物，以减少细菌繁殖，避免形成厚痂。若发现感染，立即去除坏死组织。

4）定时翻身或使用翻身床，交替暴露受压创面，避免创面长时间受压而影响愈合。创面已结痂时注意避免痂皮裂开引起出血或感染。极度烦躁或意识障碍者，适当约束肢体，防止抓伤。

（5）特殊烧伤部位的护理。

1）眼部烧伤：及时用无菌棉签清除眼部分泌物，局部涂烧伤膏或用烧伤膏纱布覆盖加以保护，以保持局部湿润。

2）耳部烧伤：及时清理流出的分泌物，在外耳道入口处放置无菌干棉球并经常更换；耳周部烧伤应用无菌纱布铺垫，尽量避免侧卧，以免耳郭受压，防止发生中耳炎或耳软骨炎。

3）鼻烧伤：及时清理鼻腔内分泌物及痂皮，鼻黏膜表面涂烧伤膏以保持局部湿润、预防出血；合并感染者用抗菌药液滴鼻。

4）会阴部烧伤：多采用暴露疗法。及时清理创面分泌物，保持创面干燥、清洁；在严格无菌操作下留置导尿管，并每日行膀胱冲洗及会阴冲洗，预防尿路及会阴部感染。

（6）感染创面的处理。

若病人入院时间较晚，焦皮或坏死组织已开始溶解脱落或感染化脓，则应及时清除感染焦皮和坏死组织，达到充分引流，或用湿润烧伤膏，也可用纳米银抗菌凝胶外敷促使坏死组织脱落。如出现肉芽水肿，也可用高渗盐水纱布 4 ～ 6 层湿敷。若有铜绿假单胞菌感染，坏死组织较多的创面不宜湿敷，宜用暴露或半暴露疗法，创面可用 1% 磺胺嘧啶银，或用纳米银凝胶和愈邦（纳米抗菌敷料）外敷。当创面周围出现蜂窝组织炎时，应使用有效抗生素治疗。

（7）脓毒症的防治。

烧伤常感染的细菌有金黄色葡萄球菌、铜绿假单胞菌和革兰氏阴性杆菌。近年来，真菌和厌氧菌感染也有上升趋势。

脓毒症可发生在伤后任何一个阶段，而以烧伤早期（伤后 10 天内）和结痂期（伤后 2 ～ 4 周）多见。

烧伤早期因休克刚过去，病人全身免疫功能低下，创面细菌及毒素容易进入血液而致脓毒症。尤其是大面积烧伤，休克持续或反复时间过长，创面污染严重，易暴发脓毒症，病情迅速恶化，病死率甚高，应高度警惕。

结痂期脓毒症常发生在烧伤后 2 ～ 4 周，焦皮大片自溶脱落，细菌大量生长繁殖，大片肉芽创面暴露，全身代谢升高，消耗大量营养物质，机体抵抗力显著下降，极易发生脓毒症。为避免焦痂集中在一段时间内大片溶解分离和大片肉芽创面暴露，应有计划脱痂和早期分期切痂植皮。

（四）防治感染

（1）遵医嘱及早应用抗菌药物，观察全身情况及创面变化，及时发现创面感染、全身性感染及感染性休克的发生。反复做细菌培养以掌握创面的菌群动态和药物敏感情况。

（2）正确处理创面，采取必要的消毒隔离措施，防止交叉感染。

（3）加强营养支持，增强抗感染能力。烧伤病人呈高代谢状态，极易造成负氮平衡。应予以高蛋白、高能量、高维生素、清淡易消化饮食，少量多餐。经口摄入不足者，经肠内或肠外补充营养，以保证摄入足够的营养素。

（4）合理使用抗生素。小面积浅度烧伤可不用抗生素，大面积烧伤使用抗生素的原则是在烧伤后休克期内用一般抗生素，如青霉素、庆大霉素等。

感染期可改用广谱抗生素，也可根据药敏结果选用有效抗生素，两种以上联合应用，足量静脉给药。如铜绿假单胞菌感染可选用庆大霉素、多黏菌素 B、阿米卡星、头孢他啶等。金黄色葡萄球菌感染可选择新青霉素 I 或 V、林可霉素、万古霉素等。

大面积深度烧伤切皮前后需加大抗生素剂量。在使用大剂量多种抗生素时，应注意继发真菌和厌氧菌感染的可能。

（五）心理护理

耐心倾听患儿对烧伤的不良感受，给予真诚的安慰和劝导，取得患儿的信任；向患儿及其家长耐心解释病情，说明各项治疗的必要性和安全性，使其了解病情、创面愈合和治疗的过程，消除顾虑、积极合作；利用社会支持系统的力量，鼓励患儿放松精神，面对现实，树立战胜疾病的信心。

（六）健康教育

（1）宣传防火、灭火和自救等安全教育知识。

（2）在创面愈合过程中，可能出现皮肤干燥、痒痛等，告知家长避免使用刺激性肥皂水为患儿清洗，水温不宜过高，勿搔抓。烧伤部位在 1 年内避免太阳暴晒。

（3）指导患儿进行康复训练，以最大限度地恢复机体的生理功能。

第三节　中暑的急救与预防

一、中暑的概念

中暑又叫热射病，是人在烈日下或高温环境里，体内热量不能及时散发，引起机体体温调节发生障碍，或大量出汗导致的体内失盐，血液浓缩、黏稠度增高，水、电解质代谢紊乱及神经系统功能损害等症状的总称，是因热平衡机能紊乱而发生的一种急症。中暑是可以导致皮肤与肌肉内血管扩张从而引起血压下降、脑部缺血的一种突发病症。轻者数小时即可恢复，重者有可能死亡。

二、中暑的原因

临床观察表明，人的体温低于28℃时，人就会丧失意识；低于22℃时，可能导致死亡；高于41℃时，会引起中枢神经系统障碍，出现说胡话、神志不清等症状；高于43℃时，有生命危险。成年人体温每升高1℃，心率每分钟增加10次，儿童可增加15次。35℃是关系安全生产和人体健康的一个具有指标性意义的温度，是高温和中暑的预警温度。

人的体温通常维持在37℃左右，而皮肤温度在正常情况下为33℃。这4℃之差，使得体内新陈代谢过程中所产生的热量得以向皮肤传送，然后再经过皮肤的辐射、蒸发和空气对流将热量传送到体外。因此，环境温度要低于33℃，人体才会感到舒适。如果气温超过33℃，人体便会产生炎热的感觉，这时人体的汗腺开始启动，通过微微出汗来散发体内蓄积的热量。当气温超过35℃时，浅静脉就会出现扩张现象，皮肤微微出汗，心跳加快，血液循环加速。这时对于个别年老体弱和散热不良者来说，需要进行局部降温，以免出现不良症状。

阳光直接暴晒、不良气象条件（高温、湿度大）、作息时间不合理、个体健康状况差、适应性差、环境条件差（人群拥挤、产热集中、散热困难），再加上婴幼儿各系统发育不够完善、体温调节功能差、皮下脂肪比较多，对散热不利，都会导致婴幼儿出现中暑的现象。

三、中暑的症状评估

中暑可分为先兆中暑、轻度中暑、重度中暑三种，每种中暑的症状都是不一样的，具体如下。

(一) 先兆中暑

中暑常有先兆，在睡眠不足、过度饮酒时或在高温环境下超强劳动一定时间后，有大量出汗、口渴、头昏、耳鸣、胸闷、心慌、恶心、四肢无力等症状出现，这时体温略高、脉搏充实而稍快，是中暑的前期表现。

(二) 轻度中暑

如继续处在高热环境下，又未采取任何救治措施，可能很快进入轻度中暑期，除上述先兆中暑的症状外，病人还会出现以下症状：

（1）体温在39℃以上，出现面色潮红、皮肤灼热现象。

（2）出现呼吸、循环衰竭的早期症状，如四肢湿冷、面色苍白、血压下降、脉搏增快等。如处理及时，往往可于数小时内恢复。

（三）重度中暑

轻度中暑如未采取任何救治措施，病人则会很快进入重度中暑状态，重度中暑死亡率高达 5% ～ 30%。重度中暑除具有上述先兆中暑症状与轻度中暑症状外，其体温多高达 40℃以上，呼吸急促而浅，脉搏快且细，神志不清，烦躁谵妄，大小便失禁，如救治不及时有效，很可能导致死亡。

四、中暑的急救原则

分秒必争，迅速使病人脱离高热环境。根据现场条件，立即对病人进行降温。发生中暑后，应及时使病人的体表温度降下来，否则持续的中暑状态会引起全身器官的衰竭。急救时，不论病人处于何种中暑状态，都应及时降温，并采取有效措施防止中暑程度的加深。

五、中暑的现场急救

（一）先兆中暑和轻度中暑的救治

1. 原则

对于先兆中暑和轻度中暑的患儿，应当迅速使其脱离高热环境，到阴凉处，脱去外衣，休息；让患儿饮用绿豆汤或一些含盐分的清凉饮料，并服用解暑药品；进行物理降温（冰水毛巾冷敷头部及腋下）；待症状稳定后，视情况指定专人将患儿送回家。

2. 急救措施

先使患儿脱离高温环境，移到通风、阴凉、干燥、安静处休息。让患儿仰卧，解开衣领，脱去或松开外套。若衣服被汗水湿透，应更换干衣服，同时开电扇或开空调（应避免直接吹风），尽快散热。还可用湿毛巾冷敷头部、腋下以及腹股沟等处，有条件的话用温水擦拭全身，同时进行皮肤、肌肉按摩，加速血液循环，促进散热。给患儿喝一些饮料，如冷盐水、菊花茶或茶水、果汁饮料等，条件允许时，可给予解暑药。

3. 其他处理

症状较重但尚无严重危险、神志清醒者，可在其头、颈、腋下和腹股沟处放置降温贴或冰袋降温。条件允许时可开电扇、于室内放置冰块或将患儿置于空调室内降温（使室温保持在 22 ～ 25℃）；也可将患儿放置于冷水内浸泡，采取坐卧位，头露出水面，扶持患儿使其体位固定，同时予以胸、腹、肢体按摩，以利皮肤散热，待患儿体温达 37.5℃时可停止冷水浸浴。

（二）重度中暑的救治

对于重度中暑患儿，若面部发红，可将其头部垫高，若面色苍白，则要使其头部放低，以保证脑部供血，同时解开患儿衣扣，冷敷头部，身上用酒精、冰水、冷水进行反复擦浴，以促使其尽快散热。一旦出现高烧、昏迷、抽搐等症状，应让患儿侧卧，头向后仰，保持呼吸道通畅，同时立即拨打 120，求助医务人员给予紧急救治。

六、中暑的院内急救

（一）检查方法和项目

中暑患儿应急行血生化及动脉血气分析。严重病例由于可出现肝、肾、胰腺和横纹肌损害，应及时检查血清 AST、ALT、LDH 和 CK，检查肾功能如血清肌酐、尿素氮等含量，测定血和尿淀粉酶，检查出、凝血功能。若异常，要考虑有弥散性血管内凝血（DIC）的可能。对于昏迷、头痛患儿，应行颅脑 CT 和脑脊液检查，以排除颅内出血或感染的可能。尿液分析有助于发现横纹肌溶解和急性肾衰竭。

（二）急救措施

发生中暑后，降温速度决定患儿预后。通常应在 1 小时内使直肠温度降至 37.8 ～ 38.9℃。

1. 体外降温

将患儿转移至低温、通风良好的环境，去除衣物，进行皮肤、肌肉按摩，促进散热。对无循环虚脱的中暑患儿，可用冰水擦浴或将躯体浸入 27 ～ 30℃水中传导散热降温。对循环虚脱者可采用蒸发散热降温，如用 15℃冷水反复擦拭皮肤或同时应用电风扇、空调吹风等。有条件者可在监护条件下使用冰袋联合控温机的控温帽、控温毯对患者进行亚低温治疗。

2. 体内降温

体外降温无效者，应及时用冰盐水或平衡盐溶液灌洗胃、直肠，或结合低温无菌生理盐水采取腹膜透析或血液透析等措施降温，还可将患儿的血液引出进行冷却后回输来降温。

3. 药物降温

药物降温主要为对症处理。患儿出现寒战时，可用 5% 的葡萄糖盐水或 5% 葡萄糖注射液 500 mL + 氯丙嗪 25 ～ 50 mg 静脉滴注，用药过程中应观察血压的变化。

七、中暑的预防

（1）喝水。喝的时候要慢慢喝，不要渴了就猛喝；要喝温开水，不要喝冰水；要定时饮水，不要等口渴时再喝；要喝烧开过的水，不要喝生水；要喝新鲜温开水，不喝“陈”水；还可以多喝加淡盐的温开水。

（2）喝一些稀释的电解质饮料。如蔗糖、葡萄糖和柠檬酸盐，要远离酒精、咖啡和香烟。

（3）慢慢地适应气温的转变。天气炎热时，从事户外活动的时候要放慢速度。

（4）及时散热。当过于炎热的时候，可用冷水冲淋头部及颈部，让水分蒸发帮助散热。

（5）留意体重变化。中暑有可能导致身体在连续几天内逐渐虚脱，所以如果婴幼儿出现体重在数天内直线下降的情况，应加以留意。

（6）外出戴帽子。夏天外出要给婴幼儿戴帽子，以减缓头颈吸热的速度。

（7）穿浅色透气的衣服。纯棉及聚酯合成的衣物最为透气。

（8）多吃各种瓜类。冬瓜利尿消炎、清热解毒；丝瓜解暑祛风、化痰凉血；苦瓜祛暑清心；黄瓜中的纤维素可以将肠道中腐败的食物排出，降低胆固醇；南瓜补中益气，消炎止痛。

（9）多吃凉性蔬菜。如番茄、茄子、生菜、芦笋等。

（10）多吃苦味食物。苦味菜有利于泄暑热和燥暑湿，苦瓜、苦菜、苦丁茶、苦笋都是夏季防暑食品。

（11）多洗澡。可以冲洗掉汗水，有助于散热。

（12）保证充足睡眠。合理安排作息时间，不宜在炎热的中午、强烈日光下过多活动。

（13）预备常见的防暑类药品。在使用防暑类药品前一定要认真阅读说明书，遵照说明书上的用法和用量谨慎使用，孕妇和新生儿最好不要使用此类药品。防暑中药能起到既防中暑又治疗中暑的双重作用，在有先兆中暑症状和轻度中暑症状时，防暑中药往往能起到很大的作用。如果中暑较严重或是用了防暑药后症状也没有得到有效缓解，则应及时到医院诊治。

第四节　淹溺的急救与预防

一、淹溺的概念

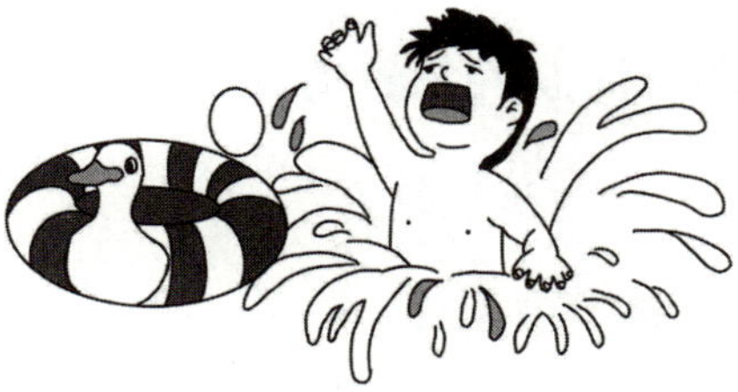

淹溺为婴幼儿常见的意外事故。婴幼儿被水淹没后，可将大量水分及水中的杂草、污物吸入呼吸道和吞入胃内，迅即填塞呼吸道发生窒息，也可因水的刺激，喉头、气管发生反射性痉挛而窒息。溺水后机体组织严重缺氧可导致呼吸、循环以及神经系统的功能障碍，直至衰竭死亡。

二、淹溺的症状

发生淹溺后，各系统会表现出不同的症状：

（1）呼吸系统：呼吸浅快、不规则，颜面或发绀、或苍白，咳血性泡沫痰，肺部有啰音等。

（2）循环系统：低血压、心动过速或过缓、心律失常和心跳停止等。

（3）神经系统：谵妄、抽搐、昏迷、瞳孔散大固定、肢体肌张力改变等。

（4）其他：可出现急性胃扩张、低体温、少尿、氮质血症、酸中毒、骨折、内脏损伤。

此外，不同时间的淹溺症状也有所不同：

（1）刚跌入水时可暂时屏住呼吸在水面上浮动，吸入的水量很少，神志尚清楚，仅有血压升高、心率加快，如立即就诊，其症状轻微。

（2）溺水 3 分钟以内，机体不能耐受长时间缺氧而开始呼吸，水及呕吐物再次被吸入肺内，引起窒息，此时神志模糊，呼吸浅表不规则，血压下降，心跳减慢，反射减弱。

（3）溺水 3 ～ 4 分钟，可出现重度症状，表现为面色青紫、颜面水肿、眼口鼻黏膜充血，并有血性泡沫样物自口鼻流出，四肢冰冷，血压下降，神志不清，烦躁不安，常有肺部啰音及心律失常。

（4）淡水淹溺者常有心室颤动、惊厥、谵妄、头痛等神经精神症状；海水淹溺者则口渴明显。

（5）当溺水温度低于 20℃，甚至低于 5℃时，低温的刺激引起迷走神经反射，会导致淹溺者心动过缓、心室颤动和心脏停搏。

三、淹溺的急救原则

淹溺患儿的急救原则包括：立即实施有效的心肺脑复苏和充分的呼吸道管理；纠正水电解质紊乱及酸中毒；有效控制血糖；防止肺水肿及脑水肿。

四、淹溺的急救措施

（一）现场急救

1. 清理口鼻异物

将淹溺者抬出水面后，立即清除其口、鼻腔内的泥及污物等，用纱布（手帕）裹着手指将淹溺者舌头拉出口外，解开衣扣、领口，以保持呼吸道通畅。在清理口鼻异物时，可让淹溺者头朝下，用手指清除其口鼻中的异物，要避免舌后坠（舌后坠即舌头移向后方）堵住呼吸道，确保呼吸道畅通。

2. 心肺复苏

对呼吸停止的淹溺者做人工呼吸，同时做胸外心脏按压，抢救工作最好由两人进行，人工呼吸与胸外心脏按压同时进行，交替实施。

（1）呼吸停止者应立即进行人工呼吸，一般以口对口吹气为最佳。急救者位于淹溺者一侧，托起淹溺者下颌，捏住其鼻孔，深吸一口气后，往淹溺者嘴里缓缓吹气。反复并有节律地（每分钟吹 16 ～ 20 次）进行，直至淹溺者恢复呼吸为止。

（2）心跳停止者应先进行胸外心脏按压。让淹溺者仰卧在地上或背部垫一块硬板，头稍后仰，急救者位于淹溺者一侧，面对淹溺者，右手掌平放在其胸骨下端，左手放在右手背上，借抢救者身体用力。

3. 救治后护理

（1）休息：制定适合患儿活动的生活制度，轻度无症状者与正常婴幼儿一样生活，但要避免剧烈活动；有症状患儿应限制活动，避免情绪激动和剧烈哭闹；重症患儿应卧床休息，给予妥善的生活照顾。

（2）饮食护理：给予高蛋白、高热量、富含维生素的饮食，适当限制食盐摄入，并给予适量的蔬菜类粗纤维食品，以保证排便通畅。重症患儿喂养困难，护理人应有耐心，让患儿少食多餐，以免导致呛咳、气促、呼吸困难等，必要时从静脉补充营养。

（3）预防感染：病室要空气清新，穿着衣服多少要适中，防止受寒，应避免与感染性疾病患儿接触。

（二）院内急救

院内急救的内容包括：高浓度吸氧，保持气道通畅，必要时进行机械通气，对心脏停止搏动的患儿应使用肾上腺素，对心室颤动者进行电除颤，抗休克治疗，治疗肺水肿、脑水肿，抗感染，检测生命体征。

1. 检查

（1）辅助检查：X 射线检查，可提示肺水肿、肺炎、肺不张等。

（2）血生化检查：

1）淡水溺水：可出现低钠、低氯、低蛋白血症，血管内溶血及高钾血症等。

2）海水溺水：可出现高钠、高氯、高钙、高镁等。

3）动脉血气分析：可出现低氧血症、酸中毒等。

2. 院内急救措施

（1）迅速将患儿安置于抢救室，换下湿衣裤，盖被子保暖。

（2）维持呼吸功能：保持呼吸道通畅，对呼吸未恢复者，继续进行有效的人工通气，及时行血气监测。对使用皮囊加压呼吸无效者，应行气管内插管正压通气，必要时给予气管切开，机械辅助呼吸。污水淹溺者除进行常规抢救外，应尽早实施经支气管镜灌洗。

（3）维持循环功能：对无心跳者，继续胸外心脏按压，可静脉及气管内给予肾上腺素。对心跳已恢复者，做好心电、血压、脉搏、呼吸等监测，观察其有无心室颤动存在，如有心室纤颤，可采取电除颤或药物除颤。按医嘱给血管活性药物，以维持血压稳定。

（4）对症治疗：纠正血容量；处理肺水肿；防止脑水肿；纠正酸中毒及水、电解质紊乱；防止感染；注意其他并发症，如骨折等。

（5）严格准确执行医嘱，正确控制输液滴速，观察药物的作用及不良反应。治疗过程中要密切观察病情，部分患儿可继发出现吸入性肺炎、呼吸衰竭、急性呼吸窘迫综合征（ARDS）、缺氧缺血性脑病、溶血、心律失常、休克、急性肾衰竭及 DIC 等。

3. 病情观察

评估患儿的一般情况，包括生长发育是否正常，皮肤发绀程度，有无气急、缺氧、杵状指（趾），有无哭声嘶哑，有无蹲踞现象，胸廓有无畸形。听诊心脏杂音位置、程度，尤其要注意肺动脉瓣听诊区第二心音的变化，评估有无肺部啰音及心力衰竭的表现。

（1）严密观察患儿的神志、呼吸频率和深度，判断呼吸困难程度。观察有无咳痰，注意痰的颜色、性质，听诊肺部啰音及心率、心律情况，测量血压、脉搏、经皮血氧饱和度。观察瞳孔反射、角膜反射及肌张力的变化，如有异常，及时报告医生。

（2）注意监测尿的颜色、量、性质，准确记录尿量，了解血气分析及电解质报告。

五、淹溺的健康指导

（一）心理支持

向患儿及家长解释治疗措施和目的，使其能积极配合治疗。

（二）加强安全教育

提高婴幼儿及家长对意外伤害的认识。在夏秋季，尽量避免去江河湖泊玩耍。游泳时要做好安全措施，如在家长监护下游泳，不要空腹下水，下水前做适量的运动，备好应急的物品，如救生圈等。

六、淹溺的预防

（1）加强对非游泳水域和行船的管理；加强对婴幼儿的照看，防止其接近水池；家中有浴池的，浴后应及时排放池内的水。

（2）家长应让家中婴幼儿认识到在陌生水域中潜水的危险性，游泳时应带婴幼儿到正规游泳池。

（3）婴幼儿必须在家长的陪同下游泳，而且家长一定要全程陪同，要紧盯孩子。家长平时也要教导幼儿不要独自游泳。

（4）不管是在室外还是在游乐场的泳池，家长和孩子的距离一定要近，最好能触手可及，如果要接电话，最好就站在孩子旁边通话。

（5）游泳前先热身，避免婴幼儿在水中玩耍时抽筋。

（6）游泳池附近必须有专门的救生员、齐全的救生设备以及医务室。

（7）身体不舒服或有心脏病的婴幼儿不准游泳。家长要评估游泳当天婴幼儿的身体素质，如果体能比较差，可以让婴幼儿在浅水区玩水。

（8）可以教婴幼儿游泳，学会游泳后，婴幼儿的胆子会变大一些，而且也能换气，这样能降低溺水的风险。

（9）游泳后要观察婴幼儿的情况。如果婴幼儿有发热，或者身体不适，最好及时带婴幼儿去医院检查，避免延迟性溺水和干性溺水。

本章小结

本章介绍了婴幼儿常见创伤及烧伤、中暑、淹溺的急救原则及措施。在生活中，婴幼儿容易发生各种原因导致的创伤、烧伤、中暑、淹溺等损伤，对于这些理化因素所致损伤的急救，应当根据不同的情况加以区分。根据不同的创伤类型，采取不同的急救措施；对于不同程度的中暑，采取有效的降温措施；根据烧伤程度的不同，进行现场急救或送入医院急救；对于不同时间的淹溺，进行合理的急救操作。

同步习题

一、选择题

1. 创伤性炎症若未并发感染、异物存留，炎症可在（　　）趋于消退。

A. 伤后 1 ～ 2 天　　B. 伤后 6 ～ 7 天

C. 伤后 3 ～ 5 天　　D. 伤后 7 天以上

2. 不利于创伤修复的最常见因素是（　　）。

A. 休克　　B. 感染　　C. 异物存留　　D. 局部制动不够

E. 营养不良

3. 下列有关损伤急救和转运的说法中，错误的是（　　）。

A. 开放性伤口应用无菌纱布覆盖，缠上绷带

B. 对于昏迷病人，为防止呕吐物所致的窒息，最可靠的方法是放置胃管

C. 四肢动脉大出血时要立即上止血带止血

D. 怀疑有脊椎骨折的伤员必须平卧板床

4.（多选）烧伤的急救原则是（　　）。

A. 消除致病原因　　B. 使创面不受污染

C. 防止进一步损伤　　D. 大量使用抗生素

E. 及时注射破伤风抗毒素

5. 严重挤压伤者，当伤肢局部明显肿胀，伴有静脉回流障碍时，局部处理应首先考虑（　　）。

A. 切开减压　　B. 伤肢制动　　C. 伤肢抬高　　D. 理疗

E. 活血化瘀

6. 婴幼儿中暑时，下列措施正确的是（　　）。

A. 解开衣扣，让其喝热水

B. 将其移至阴凉通风处，解开其衣扣，让其躺下休息，喝一些清凉饮料

C. 用故事引导婴幼儿产生对某种事物的想象

D. 讲解饭菜的营养和作用

7. 婴幼儿淹溺的现场急救措施主要包括人工呼吸和（　　）。

A. 胸外按压　　B. 降温　　C. 洗脸　　D. 喝水

二、判断题

1. 现场创伤急救技术包括人工呼吸、心脏复苏、止血、包扎、骨折临时固定、伤员搬运等。（　　）

2. 怀疑胸部受伤伤员应立即背送医院抢救。（　　）

3. 怀疑颈部受伤伤员应固定其颈部，避免扭转。（　　）

4. 烧伤病员皮肤出现水疱时，应剪去疱皮后再包扎。（　　）

5. 一侧下肢骨折时，可将双下肢绑在一起进行固定。（　　）

6. 昏迷伤员应使其头后仰并偏向一侧，以防呕吐物吸入气管或舌后坠堵塞气道致伤员窒息。（　　）

三、简答题

1. 试述不利于创伤修复的因素。

2. 简述创伤急救的首要原则及创伤急救的注意事项。

四、思考题

如果你是急救员，遇到休克婴幼儿你会怎么做?

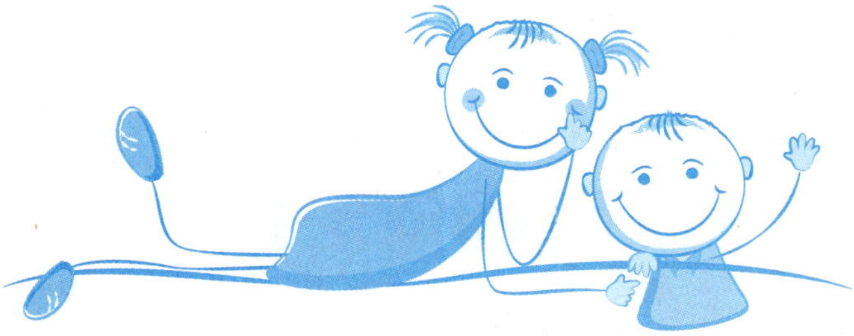

第五章　婴幼儿急性中毒的处理

学习目标

知识目标

1. 了解各类常见急性中毒的定义。
2. 掌握婴幼儿常见急性中毒急救基本技术和实施要点。

能力目标

1. 能在婴幼儿遇突发急性中毒时迅速而正确地应用急救技术。
2. 能在日常生活中对婴幼儿急性中毒进行有效的预防。

素养目标

1. 通过学习急性中毒的处理，了解我国在婴幼儿中毒抢救方面的发展。
2. 认识规避危险因素和监护婴幼儿在婴幼儿成长过程中的必要性。

案例导入

某托育中心有三个小朋友玩耍后到卫生间洗手，看见洗漱台上放着一瓶“矿泉水”，因为有些口渴，三个小朋友就商量着分喝了瓶中的液体。喝下去后，三个小朋友就开始腹痛、恶心，正好被老师看到，经询问后，发现是误喝了装在矿泉水瓶中的洗涤剂，于是立刻拨打120急救电话，医院对三名小朋友进行洗胃救治后，孩子们都无大碍。

问题：如果你是看护者，你会如何避免这种中毒事件的发生？如何进行救护？

第一节　婴幼儿有机磷农药中毒的急救处理

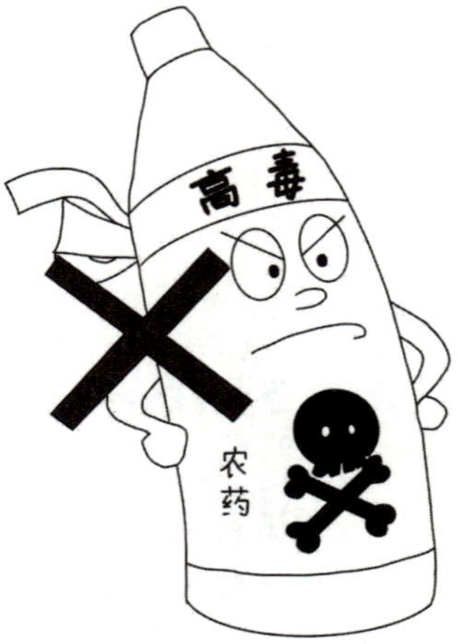

中毒是一种常见的意外伤害，并且婴幼儿时期可能发生的中毒是多方面的。婴幼儿易发生中毒的时期是乳儿和学龄前期。婴幼儿的中毒不同于成人，常常与环境密切相关，常为急性中毒。较为常见的中毒有食物中毒、有机磷农药中毒、药物中毒、金属中毒、一氧化碳中毒等。

据世界卫生组织（WHO）近年统计的资料，全世界每年发生的农药中毒病例在300万例以上。我国在20世纪80年代，每年的急性农药中毒人数在30万以上，近年仍超过10万例，总体病死率为12%，引起中毒的农药主要包括有机磷农药、氨基甲酸酯类农药、有机氮农药及百草枯等。其中，有机磷农药是目前应用最广泛的杀虫剂，它对乙酰胆碱酯酶的抑制使乙酰胆碱不能分解，使其在神经末梢蓄积，作用于胆碱能受体，使胆碱能神经发生过度兴奋，导致兴奋后抑制最终衰竭的一系列毒蕈碱样、烟碱样和中枢神经系统受损等症状。严重者可致昏迷和呼吸衰竭而死亡。

一、有机磷农药中毒的定义

有机磷农药中毒是指机体在短时间内食用、误吸或者接触大量有机磷农药后，造成组织乙酰胆碱积聚，引起胆碱能神经生理功能紊乱而出现的一系列急性中毒的症状和体征。

二、有机磷农药中毒的原因

新生儿一般监护比较严密，大部分是母乳喂养，较少有误食和接触有机磷农药的情况发生。

幼儿误食农药的情况比较常见。由于幼儿好奇心强，且精力旺盛，对危险评估能力不足，自我保护意识不强，辨别能力差，可能误食有机磷农药，从而造成中毒，而且因为幼儿年龄小，表达不清楚，所以容易延误病情。

三、有机磷农药中毒的症状评估

中毒的症状与有机磷农药进入人体的量、途径、时间和农药的种类有密切的相关性，需要详细询问监护人，了解婴幼儿中毒的经过、发病的时间，并问清楚农药的名称、误服的准确剂量，掌握详细准确的接触史。农药可因食入、吸入或经皮肤吸收而引起中毒。轻度中毒可出现头晕、头痛、恶心、呕吐、流涎、多汗、视物模糊、乏力、四肢麻木等早期症状，血清胆碱酯酶活力下降到正常水平的 50% ～ 70%。中度中毒除以上症状外，还会出现轻度意识障碍、步态蹒跚、语言不清，并伴有瞳孔缩小、肌肉震颤、轻度呼吸困难、支气管分泌物增多、肺部干湿啰音、心动过缓、腹痛、腹泻、发热、寒战、血压轻度升高等，血清胆碱酯酶活力下降到正常水平的 30% ～ 50%。重度中毒除上述症状外，婴幼儿多出现昏迷，常有心动过速、房室传导阻滞、心房震颤等心律失常现象，以及血压升高或下降、呼吸困难、发绀、肺水肿、惊厥、大小便失禁、尿潴留、瞳孔极度缩小、对光反射消失、四肢瘫痪等症状，中毒者可因呼吸麻痹或循环衰竭而死亡，血清胆碱酯酶活力下降到正常水平的 30% 以下。婴幼儿有机磷农药中毒的临床表现很不典型，有时容易误诊。因此，对可疑病例必须详细询问有机磷农药接触史。

四、有机磷农药中毒的临床表现

（1）毒蕈碱样症状：主要是副交感神经兴奋，表现为平滑肌痉挛和腺体分泌增加，恶心、呕吐、腹痛、多汗、瞳孔缩小、流涎、支气管痉挛、咳嗽、气促、分泌物增加，严重者出现肺水肿。

（2）烟碱样症状：运动神经过度兴奋，引起肌肉震颤、抽搐、麻痹，可因呼吸肌麻痹引起周围性呼吸衰竭而死亡。

（3）中枢神经系统症状：包括头痛、乏力、谵妄、意识模糊、昏迷等。

（4）并发症：肺水肿、脑水肿、抽搐、水和电解质紊乱。

五、有机磷农药中毒的急救原则

（1）迅速让患儿脱离现场，及时清除毒物，脱去污染的衣服、鞋、袜，防止进一步的吸收。

（2）用清水或肥皂水彻底清洗污染的皮肤、毛发和指甲，眼部污染可以用清水或生理盐水清洗。

（3）对意识清醒的口服中毒者，可引吐，用清水或 1∶5 000 的高锰酸钾溶液反复洗胃，直至洗出的胃液无味并澄清为止，然后再给予硫酸镁导泄。

（4）食入时间长者可做高位灌肠，应用活性炭血液灌注，可以清除血液内有机磷农药的毒素。

（5）应用解毒药物，主要是胆碱能神经抑制剂及胆碱酯酶复能剂，如阿托品和解磷定。

六、有机磷农药中毒急救后的护理

（1）监测生命体征：密切观察患儿生命体征，给予心电监测，测体温、脉搏、呼吸、血压。还需要观察有无神经肌肉系统功能障碍的症状、瞳孔的变化，注意大蒜味的口气、大汗淋漓、流涎、气管分泌物增加、意识不清或昏迷等情况。注意有无阿托品中毒的症状，当出现血压下降、循环衰竭时立刻通知医生。

（2）监测出入水量：准确记录患儿出入水量，并认真观察患儿尿量、性质的变化。

（3）注意中间型综合征和“反跳”现象的发生。

知识链接

中间型综合征和“反跳”

中间型综合征是指急性中毒症状缓解后迟发性神经病变发作，是一般性急性中毒24～96小时后突然出现的以呼吸肌麻痹为主的表现。“反跳”表现为经急救临床症状好转后，可在数天至一周时突然出现再次昏迷，甚至发生脑水肿或死亡。

（4）动态监测血胆碱酯酶活力。

（5）用药后的护理，主要是抗胆碱药的临床观察，避免引起阿托品化，表现为瞳孔较前散大、面色潮红、口干及皮肤干燥、心率加快、肺部啰音消失。

七、对症处理

（1）保持呼吸道通畅：有机磷农药中毒患儿的气道往往有大量的分泌物，并伴有不同程度的肺水肿，阻塞呼吸道，并因呼吸肌麻痹或呼吸中枢的抑制致呼吸衰竭，在双重因素的影响下，患儿的呼吸困难会加重。保持呼吸道的有效通气，要及时清除呼吸道分泌物，使患儿的头偏向一侧，必要时行气管切开，给予机械通气，从而保持有效通气。

（2）纠正水和电解质的紊乱。

（3）氧气吸入：给予 4 ～ 6 L/min 的氧气吸入。

（4）脑和肺水肿治疗：对于有肺水肿合并脑水肿的患儿，用脱水药和利尿药对肺水肿和脑水肿进行治疗。

（5）监测患儿体温：认真监测患儿体温，体温过高时采取降温措施，如头部置冰袋、冰帽，酒精擦浴，冰盐水灌肠。使用退热药时避免过量，防止大量出汗引起失水过多、休克。

（6）清除毒物的护理：洗胃时注意观察洗胃液和腹部的情况，洗胃后若保留胃管，遵医嘱定时洗胃，观察洗胃液有无蒜臭味，及时向医生汇报，以此来决定胃管的保留时间。

（7）留置导尿管的护理：因为使用了阿托品导致膀胱括约肌松弛，排尿困难，所以可为患儿留置导尿管，并加强导尿管的护理，每日冲洗膀胱两次，会阴护理两次，定期夹闭尿管，以此锻炼括约肌和膀胱功能。

（8）预防感染：对昏迷的患儿要做好口腔护理、皮肤护理，定时翻身拍背。

（9）饮食护理：洗胃催吐者禁食一天，中重度中毒者禁食 1 ～ 3 天，待病情稳定、意识清醒后可口服蛋清、温流质食物以保护胃黏膜。禁食刺激性食物和油脂含量高的食物。

（10）并发症护理：积极预防并发症的发生，如肺水肿、脑水肿、抽搐、水和电解质紊乱。

（11）心理护理：做好家长及患儿的安抚工作，家长多会愧疚、自责、担心、焦虑，护理人员一定要根据患儿及家长的接受能力，进行中毒相关的知识、用药、预后转归等方面的宣教，消除家长的紧张及焦虑情绪，使其积极配合治疗。

（12）密切观察：应密切观察 24 ～ 48 小时，以免出现中间型综合征和“反跳”现象。

八、并发症的急救

（1）呼吸和心搏骤停：由一次中毒量大或抢救不及时造成。发生后应立即清理呼吸道，进行人工呼吸或气管插管、机械通气、有效的胸外心脏按压，使心、肺和脑尽早恢复。每次可用阿托品 0.1 mg/kg，每 5 ～ 10 分钟重复一次，直到复苏为止。

（2）急性呼吸衰竭：烟碱样作用导致呼吸肌麻痹以至呼吸衰竭，主要是通气障碍。血气分析显示，$PaO_2 < 8.0$ kPa（60 mmHg），$PaCO_2 > 6.0$ kPa（45 mmHg），还可因支气管分泌增加、肺水肿导致 ARDS，可见进行性吸气性呼吸困难伴低氧血症，应早给氧、行气管插管或气管切开和机械通气，可用呼气末正压（PEEP）或高频通气。

九、婴幼儿有机磷农药中毒的预防

（1）婴幼儿要有监护人监护，不可放任其玩耍。

（2）成人对危险的、有毒有害的物品要妥善放置，避免婴幼儿误食。

（3）加强对婴幼儿的危险宣教，如果发现婴幼儿有农药异常误食和接触，应当及时送医院处理。

十、健康教育

（1）妥善管理有机磷农药。向家长讲解妥善管理有机磷农药的重要性，告知家长农药应放在婴幼儿取不到的地方，农药应密封保存，不得外漏。一旦外漏，被农药污染的用具和包装品最好废弃不用。

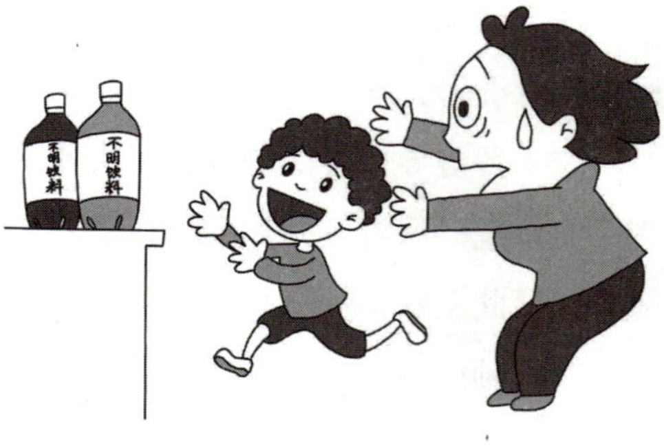

（2）禁止婴幼儿接触农药。教育婴幼儿不要在正在喷洒或喷洒过农药的田地里玩耍。禁止食用因有机磷农药中毒而死的禽、畜、水产品，用敌敌畏消灭室内蚊蝇时必须将婴幼儿及其餐具移开。喷洒过有机磷农药的瓜果需要经过规定的时间后方可食用，食用前必须彻底浸泡、清洗干净。

（3）家长绝不能将有机磷农药喷洒于婴幼儿头皮、衣服、被褥以消灭虱蚤。宣教人员要向家长说明有机磷农药早期的中毒症状，以便及时发现患儿病情，以免延误治疗。

第二节　婴幼儿急性一氧化碳中毒的急救处理

一氧化碳中毒俗称煤气中毒，是较多见的意外事故，一般好发于冬春季节，在通风不良的居室内使用煤气灶或热水器，若操作不正确，均可引起中毒。一氧化碳与血红蛋白的结合力比氧与血红蛋白的结合力强200～300倍，一旦出现中毒，则血红蛋白失去带氧能力，使机体组织缺氧，以脑缺氧最为严重，对处于生长发育期的婴幼儿危害更为严重，有时虽经抢救挽回生命，但往往会留有严重的后遗症。

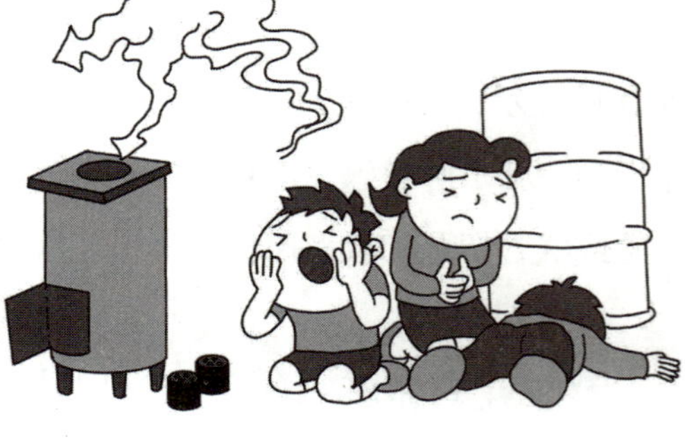

一、急性一氧化碳中毒的定义

急性一氧化碳中毒是指在短时间内大量吸入一氧化碳，造成脑及全身组织缺氧，导致脑水肿和中毒性脑病。急性一氧化碳中毒是最常见的生活中毒和职业中毒。

二、急性一氧化碳中毒的临床表现

急性一氧化碳中毒的临床表现有昏迷、对光反射和角膜反射迟钝、血中碳氧血红蛋白（COHb）的浓度升高等。根据中毒程度的不同，可分为轻度中毒、中度中毒、重度中毒。不同中毒程度的临床表现如表 5－1 所示。

表 5－1　急性一氧化碳中毒的临床表现

中毒程度	神经系统表现	血中 COHb 的浓度	治疗反应
轻度中毒	头痛、头晕、心悸、乏力，甚至短暂性晕厥	10% ～ 29%	症状很快消失（吸入新鲜空气或氧疗）
中度中毒	浅昏迷，对光反射和角膜反射迟钝	30% ～ 49%	可以恢复正常且无明显并发症
重度中毒	深昏迷，去大脑皮层状态	＞50%（内科学：40% ～ 60%）	死亡率高，幸存者可有并发症

三、急性一氧化碳中毒的评估要点

（1）病因评估：询问家属有无一氧化碳吸入史，如冬季关闭门窗用煤炉生火取暖，同室人有无一起发病等情况。

（2）症状和体征评估：婴幼儿血液中碳氧血红蛋白浓度正常值是 1.5%。急性一氧化碳中毒症状与血液中的血氧浓度有关，同时也与患儿中毒前的健康状况、中毒时的体力活动有关。

（3）并发症：脑水肿、肺水肿、中枢性高热、心肌损伤等。

四、急性一氧化碳中毒的急救措施

（一）急救护理

迅速将患儿移至通风良好处，解开衣扣，及时清除气道分泌物，保持呼吸道通畅，给予呼吸兴奋剂，必要时行气管切开，进行人工机械通气治疗。对呼吸、心搏骤停者立即进行心肺复苏。

（二）病情观察

（1）监测患儿生命体征，重点是呼吸和体温，高温和抽搐者应密切观察，防止坠床和自伤。

（2）观察瞳孔大小、出入水量、液体滴速等，避免脑水肿。

（3）观察神经功能，防止受伤和皮肤损伤。

（三）对症处理

1. 氧气吸入

对中毒患儿应给予吸氧治疗，用面罩吸氧。吸入新鲜空气时，CO 由 COHb 释放出半量约需 4 小时，吸入纯氧时可缩短至 30 ～ 40 分钟，吸入 3 个大气压的纯氧可缩短至 20 分钟。

2. 高压氧治疗

高压氧治疗能增加血液中的物理溶解氧，提高总体的氧含量，促进氧释放和加速一氧化碳排出，可迅速纠正组织缺氧，缩短昏迷时间和病程，防止一氧化碳中毒引发的迟发性脑病。

知识链接

高压氧治疗急性一氧化碳中毒

高压氧治疗急性一氧化碳中毒（见图 5－1）的优点是一快，二高，三少。一快是清醒快，患者常抬着进舱走着出舱；二高是治愈率高，总有效率高；三少是并发症少，中毒性脑病少，死亡少。总之，高压氧治疗急性一氧化碳中毒疗效好，使用操作简单方便，不留后遗症。但高压氧治疗急性一氧化碳中毒必须在脑细胞发生坏死之前方为有效（最好在 4 小时内）。

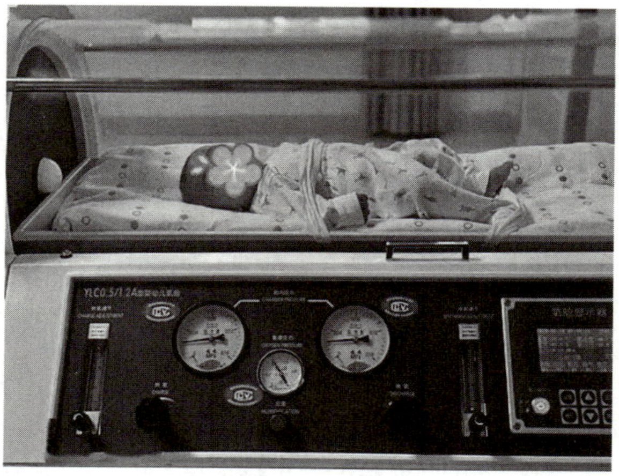

图 5－1　高压氧治疗急性一氧化碳中毒

（四）冬眠疗法

对于中度、重度昏迷，并发高热和抽搐患儿，可给予以头部降温为主的冬眠疗法。在降温和解痉的同时注意保暖，防止自伤和坠伤。昏迷患儿经抢救复苏后应绝对卧床休息，观察两周，避免神经刺激。

（五）防治脑水肿

已经昏迷且昏迷时间较长，出现瞳孔缩小、四肢强直性抽搐或病理反射阳性，提示患儿存在脑水肿，应及时行脱水治疗。

（六）护理安全

对烦躁不安、频繁抽搐的患儿，除遵医嘱使用镇静剂外，还应用束缚带束缚四肢，放置压舌板和开口器，做好皮肤护理，严防压疮发生。

（七）防治并发症

积极预防吸入性肺炎、心律失常、高热、休克、肺水肿、呼吸衰竭、心肌损伤、脑水肿、上消化道出血等并发症的发生。

（八）其他

对于昏迷患者，进行昏迷急救护理；对于水和电解质紊乱者，进行水和电解质紊乱急救护理；对于酸碱平衡失调者，进行酸碱平衡失调急救护理。

五、健康教育

（1）加强一氧化碳中毒预防和急救知识的宣传。

（2）居室内用火炉时需要安置烟囱管道，防止管道漏气，并注意开窗通风。

（3）使用燃气热水器的，切勿在浴室内安装，且需要安装排风扇或通风窗。

（4）学会一氧化碳中毒的自救和互救方法，发生中毒时，立刻开窗通风，迅速逃离现场，转移到空气新鲜处。发现有中毒的迹象，首先抢救婴幼儿，就近治疗或拨打 120 急救电话。

（5）有条件者可安装烟感 / 烟雾报警器。

六、心理护理

（1）对重度中毒的患儿要实施心理干预，避免患儿产生严重的恐惧心理，影响以后的生活。

（2）对患儿家属要进行心理疏导，并详细介绍患儿预后情况，避免家属产生恐慌心理，进而影响患儿的心理。

（3）理解患儿家属，并定期开展患儿家属的诉苦倾听工作，并积极疏导家属的愧疚情绪。

第三节　婴幼儿急性镇静催眠药中毒的急救处理

婴幼儿脑和神经的发育尚未完善，一些镇静催眠药容易导致婴幼儿出现不良反应，严重者可导致中毒，从而对婴幼儿脑及神经的发育产生不良影响。在婴幼儿的日常照护中，应当学习镇静催眠药物中毒的急救知识。

一、镇静催眠药中毒的定义

镇静催眠药对中枢神经系统有抑制作用，具有安定、松弛横纹肌及抗惊厥作用，过量则可致中毒，抑制呼吸中枢与血管运动中枢，导致呼吸衰竭和循环衰竭。

二、镇静催眠药中毒的临床表现

（一）中枢神经系统症状

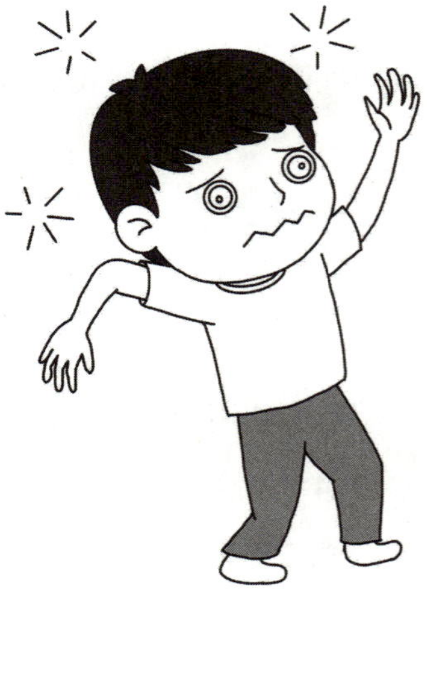

轻度中毒可出现头晕、嗜睡、记忆力减退和定向力障碍等症状。中度中毒可出现沉睡，强刺激下能唤醒，但不能回答，随后进入昏迷状态，有呼吸略浅慢，唇、手指、眼球震颤等表现。重度中毒可出现昏迷及低体温。早期可有四肢强直、腱反射亢进、踝阵挛阳性等症状，后期各种反射消失，瞳孔时大时小，呼吸变浅或不规则，可有肺水肿、脉搏细速、血压下降，甚至休克、少尿或无尿、氮质血症等表现。

（二）呼吸抑制

可有不同程度的呼吸抑制，开始时表现为呼吸浅而慢。逐渐出现呼吸困难和呼吸性酸中毒，严重时可出现呼吸骤停。

（三）心血管系统功能抑制

由于药物作用引起的容量血管扩张，心排血量减少，导致有效血容量减少，出现血压下降、脉搏增快及尿量减少等症状。重者会出现肾衰竭、休克和心搏骤停。

（四）其他症状

安定类药物中毒者可伴有锥体束征、肌张力增高和震颤等；还伴有胃肠道反应，可有呕吐、恶心、便秘等表现。

三、镇静催眠药中毒的并发症

（一）休克

镇静催眠药中毒，严重时会发生休克，表现为烦躁、意识不清、呼吸浅慢、四肢温度下降、心音低钝、脉细速而弱、脉压降低、皮肤湿冷、尿少或无尿。

（二）肺炎

镇静催眠药中毒可致昏迷，导致吸入性肺炎，可突发喉反射性痉挛和支气管刺激，发生剧咳喘鸣。

（三）肝功能损伤

镇静催眠药中毒可损伤肝功能，引起黄疸，表现为巩膜、黏膜、皮肤及其他组织被染成黄色，浓茶样尿，陶土样便。常有腹胀、腹痛、食欲不振、恶心、呕吐、腹泻或便秘等症状。

四、镇静催眠药中毒的护理评估

（1）实验室检查，如血常规、肾功能、凝血功能、电解质、心电图检查，血液、尿液、胃液中药物浓度测定。

（2）评估患儿误服用药物的量及药物类型。

（3）评估患儿和家长对药物中毒护理知识的了解程度和需求。

五、镇静催眠药中毒的治疗原则

（一）洗胃

清醒者用清水或 1∶5 000 的高锰酸钾溶液进行洗胃；昏迷者宜插管洗胃；服用药物时间超过 4 ～ 6 小时者，洗胃效果不佳，但是服药剂量大者仍应洗胃。

（二）加强生命支持

维持有效的气体交换和有效的血容量是抢救成功的关键。深昏迷伴呼吸抑制者应尽早行气管插管，必要时行气管切开，建立人工气道，纠正低氧血症并维持酸碱平衡。对出现低血压者应首先扩容，必要时使用血管扩张药物，促进已吸收药物的排出，维持水、电解质和酸碱平衡。

（三）血液透析

血液透析对苯巴比妥类药物中毒有效，危重者可考虑应用。

六、镇静催眠药中毒的护理措施

（一）病情观察

密切监测患儿的神志、生命体征、呼吸情况、睡眠情况、大小便情况。注意监测患儿体温，并采取保暖护理方法，将体温维持在正常范围之内。

（二）心理护理

患儿药物中毒，家长会很内疚和自责，担心预后，应尽量安慰家长，满足家长的需求，使他们信任医生并积极主动地配合治疗工作。

（三）环境卫生管理

病房里要阳光充足，定时通风，保持空气清新，室温冬天设置在 20 ～ 22℃，夏天设置在 26 ～ 28℃。床单要清洁整齐，医护人员接触患儿要认真做好手部清洁。

七、健康教育

（1）家长要保管好药物，将成人药物、婴幼儿药物、外用药与内服药分开存放，药物应放在婴幼儿取不到的地方。注意在家里不要存放毒性比较大的药品。

（2）家长不要将药物说成糖果来哄孩子服药，也尽量避免自己在孩子面前服用药物，以防止家长不在时，孩子将药拿来当糖果吃。

（3）家长及保育人员应教育婴幼儿，未经允许不可以随便吃药片、化学品、野果等，以免发生危险。

（4）家长要定期清理家中的药物，丢弃过期的药物以免被孩子拿到。

（5）家长存放的药品的标签一定要原封不动地保留，药物尽量放在原包装容器内，并标记好剩余量。万一孩子误服药物，也能知道药物的种类、性质和量，以便有针对性地采取措施，同时为治疗提供更准确的病史。

（6）很多不同的药含有相同的成分，如果同时服用会导致过量用药。家长使用时应注意检查标签，确保没有让婴幼儿重复服用含同类成分的药物。

本章小结

婴幼儿由于活泼好动，对很多事物具有强烈的好奇心，常会误服一些不该吃的东西。本章介绍了婴幼儿误服有机磷农药、镇静催眠药及一氧化碳中毒后的急救措施，通过及时进行相应处理，预防毒性药物和气体对婴幼儿身体的进一步损伤。在婴幼儿的护理中，家长应当对一些药物、有毒气体中毒的急救措施进行学习和掌握。

同步习题

一、选择题

1. 有机磷农药中毒时，下列选项属于烟碱样症状的是（　　）。

A. 恶心、呕吐、腹痛　　B. 多汗、流涎、流泪、流涕

C. 肌纤维颤动、肌肉强直性痉挛　　D. 心跳减慢和瞳孔缩小

E. 咳嗽、气促、肺水肿

2. 诊断有机磷农药中毒最重要的指标是（　　）。

A. 确切的接触史　　B. 出现毒蕈碱样和烟碱样症状

C. 血胆碱酯酶活性降低　　D. 阿托品试验诊断阳性

E. 呕吐物和衣物有大蒜味

3. 治疗重度一氧化碳中毒首选的氧疗是（　　）。

A. 鼻导管吸氧　　B. 呼吸新鲜空气

C. 人工呼吸　　D. 面罩吸氧

E. 高压氧舱治疗

4. 有机磷农药中毒所致急性肺水肿，抢救时首选（　　）。

A. 呋塞米　　B. 毛花苷 C　　C. 阿托品　　D. 解磷定

E. 吗啡

5. 确诊一氧化碳中毒最主要的依据是（　　）。

A. 空气中一氧化碳的浓度　　B. 与一氧化碳接触的时间

C. 血液中碳氧血红蛋白的有无　　D. 昏迷的深度

E. 缺氧的程度

6.（多选）婴幼儿急性镇静催眠药中毒的临床特点有（　　）。

A. 昏迷等中枢神经系统症状　　B. 呼吸抑制

C. 心血管系统功能抑制　　D. 震颤等其他症状

E. 心血管系统症状

二、判断题

1. 重度有机磷农药中毒时，血清胆碱酯酶的活力应为 30% 以下。（　　）

2. 误服有机磷农药，会表现出瞳孔缩小、面肌颤动、呼吸有大蒜味，应选用生理盐水进行洗胃。（　　）

3. 未服用完但已经过期的药物可继续服用。（　　）

4. 婴幼儿出现身体不适时，应当及时就医，遵医嘱用药。（　　）

5. 一氧化碳与血红蛋白的结合力比氧与血红蛋白的结合力强 200 ～ 300 倍。（　　）

6. 镇静催眠药对中枢神经系统有抑制作用，具有安定、松弛横纹肌及抗惊厥作用，过量则可致中毒，抑制呼吸中枢与血管运动中枢，导致呼吸衰竭和循环衰竭。（　　）

三、简答题

1. 简述婴幼儿有机磷农药中毒的急救原则。

2. 简述婴幼儿一氧化碳中毒急救后的健康教育。

3. 简述婴幼儿镇静催眠药物中毒的护理措施。

四、思考题

若孩子误食家中未使用完的杀虫剂，出现恶心、呕吐、腹痛等症状，应当如何进行救护？如果你是家长，应该如何预防此类事件的发生？

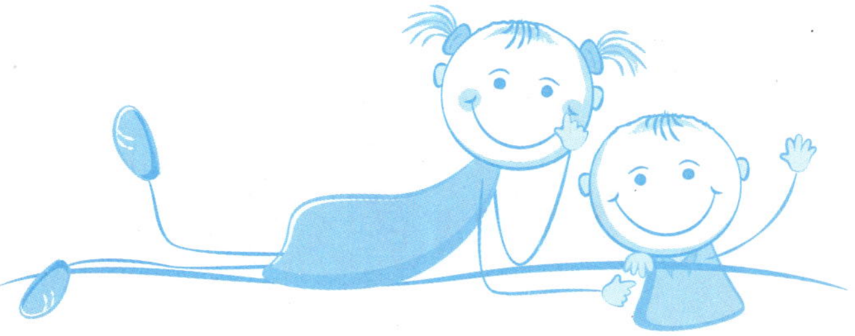

第六章　常见婴幼儿急症、疾病的急救技术

学习目标

知识目标

1. 了解婴幼儿常见急症、疾病的症状。
2. 掌握婴幼儿常见急症、疾病的急救措施。

能力目标

1. 能熟练应用婴幼儿常见急症、疾病的基本生命支持技术。
2. 能对突发急症、疾病的婴幼儿进行现场急救。

素养目标

1. 了解在现场急救中时间就是生命的意义。
2. 能运用所学知识，对常见疾病紧急发作患儿进行急救。

案例导入

2021年9月5日8：45，六个月大的宝宝米粒在吃奶时，突然蜷缩成一团，紧接着放了两个屁，嘭的一声拉了一大坨稀便出来，像平时拉肚子一样，这时米粒就像哪儿疼或者被掐到似的声嘶竭力地哭了起来，父母怎么哄也哄不好。

问题：你知道米粒哭闹的原因吗？可以从哪些方面进行推测呢？

第一节 发　热

一、发热的概念

发热是指机体在致热原作用下，体温调节中枢的调定点上移，从而引起体温升高。根据致热源不同，发热可分为感染性发热和非感染性发热两大类。其中，感染性发热较为常见，主要由病原体引起；非感染性发热由病原体以外的各种物质引起。

一般而言，当腋下温度超过 37℃或口腔温度超过 37.3℃，一昼夜体温波动在 1 ～ 2℃以上可称为发热，39.1 ～ 41.0°C（102.4 ～ 105.8°F）为高热，41.0°C 以上（105.8°F 以上）为超高热。

二、发热的临床表现

（一）一般发热过程

1. 体温上升期

此时期的特点是产热大于散热。主要表现为疲乏无力、皮肤苍白、干燥无汗、畏寒，甚至出现寒战。体温在数小时内升至高峰或者数日内达到高峰，常见于伤寒等。

2. 高热持续期

此时期的特点是产热和散热在较高水平趋于平衡。主要表现为面色潮红、皮肤灼热、口唇干燥、呼吸和脉搏加快、头痛头晕、食欲下降、全身不适、软弱无力。

3. 退热期

此时期的特点是散热大于产热，体温恢复至正常水平。主要表现为大量出汗、皮肤潮湿。体温骤退者由于大量出汗，体液大量丧失，易出现血压下降、脉搏细速、四肢厥冷等虚脱或休克现象，护理中应加强观察。

（二）常见热型

各种体温曲线的形态称为热型（fever type）。某些发热性疾病具有独特的热型，加强观察有助于对疾病的诊断。但须注意，目前广泛使用（甚至是滥用）抗生素或应用（包括不适当使用）解热药、肾上腺皮质激素等，使热型变得不典型。常见热型有以下四种（见

图 6－1）。

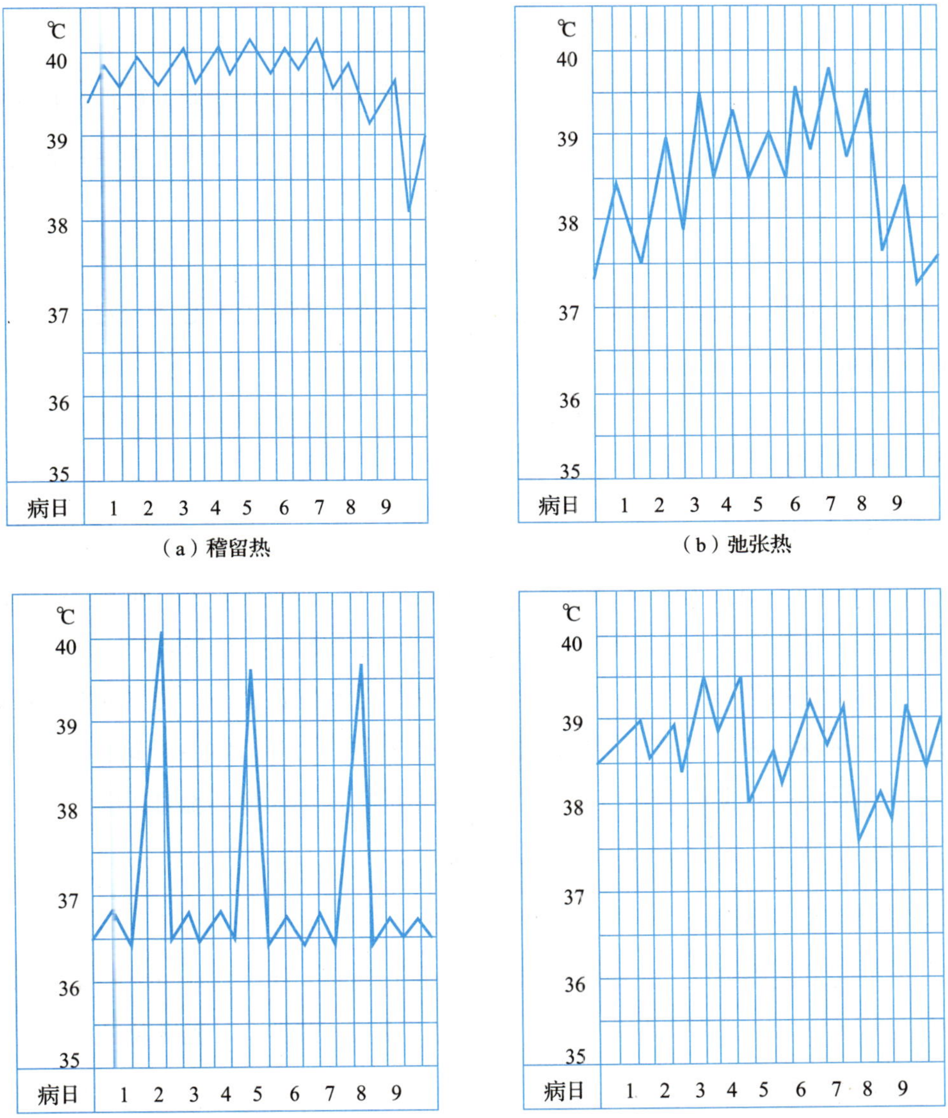

（a）稽留热　（b）弛张热

（c）间歇热　（d）不规则热

图 6－1　常见热型

1. 稽留热

稽留热（continued fever）是临床上常见的一种热型。其特点是体温上升后即恒定地维持在 39～40℃的高水平，达数天或数周；24 小时内体温波动范围不超过 1℃；多为高热，一般上午体温较下午低，体温可渐退或骤退。

2. 弛张热

弛张热（remittent fever）是临床上较为常见的一种发热类型，又称败血症热、消耗热。

其特点是最高体温在39℃以上，波动幅度大，24小时内波动范围超过2℃，体温最低时仍高于正常水平。

3. 间歇热

间歇热的特点是体温骤然升高至39～40℃，持续数小时或更长时间，然后下降至正常或正常水平以下，经过一个间歇，体温又升高，并反复发作，即高热期和无热期交替出现。

4. 不规则热

不规则热的特点是发热时体温波动的范围极不规则，持续时间也不一定，体温曲线毫无规律；体温常在38℃左右或波动为37～40℃。

三、发热的处理

（一）降低体温

可选用物理降温或药物降温方法。物理降温有局部和全身冷疗两种方法。体温低于38.5℃时，选用局部冷疗，可采用冷毛巾、冰袋、化学制冷袋，通过传导方式散热；体温超过38.5℃时，选用全身冷疗，可采用温水擦浴方式达到降温目的。药物降温要根据婴幼儿的病情、精神状态和体温进行药物的选择，一般药物通过降低体温调节中枢的兴奋性及血管扩张、出汗等方式促进散热，从而达到降温目的。使用药物降温时，应注意药物的剂量。实施降温措施30分钟后应测量体温，并做好记录。

（二）加强病情观察

（1）观察患儿生命体征，定时测体温。一般每日测量4次，高热时应每4小时测量一次，待体温恢复正常3天后，改为每日1～2次。注意发热类型、程度及经过，密切关注呼吸、脉搏和血压的变化。

（2）观察患儿是否出现寒战，淋巴结肿大，出血，肝、脾大，结膜充血，单纯疱疹，关节肿痛及意识障碍等伴随症状。

（3）观察发热的原因及诱因是否消除。发热的诱因有受寒、饮食不洁、过度疲劳、服用某些药物（如抗肿瘤药物、免疫抑制剂、抗生素等）等。

（4）观察治疗效果，比较治疗前后患儿全身症状。

（5）观察患儿饮水量、食物摄取量、尿量及体重变化。

（6）观察患儿四肢末梢循环情况，高热而四肢末梢厥冷、发绀等提示病情加重。

（7）观察患儿是否出现抽搐，给予对症处理。

（三）体温的测量

1. 体温计的类型

（1）水银体温计：分为口表、肛表、腋表 3 种。水银体温计是一根真空毛细管外带有刻度的玻璃管，口表［见图 6－2（a）］和肛表的玻璃管似三棱镜状，腋表［见图 6－2（b）］的玻璃管呈扁平状。摄氏体温计（centigrade thermometer）的刻度是 35～42℃，每度之间分成 10 小格。玻璃管末端的球部装有水银，测温时水银遇热膨胀后不能自动回缩，从而保证体温测试值的准确性。肛表的球部较粗短，可防止插入肛门时折断或损伤黏膜。

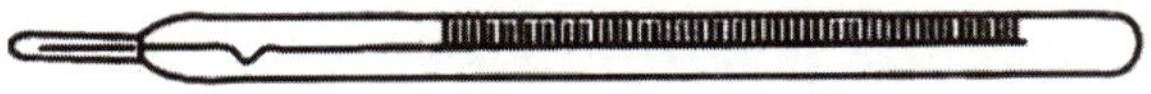

（a）口表

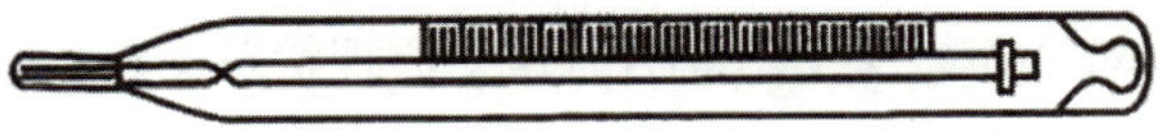

（b）腋表

图 6－2　口表和腋表

（2）电子体温计（electronic thermometer）：采用电子感温探头来测量体温，测得的温度直接由数字显示，读数直观，测温准确，灵敏度高，如图 6－3 所示。

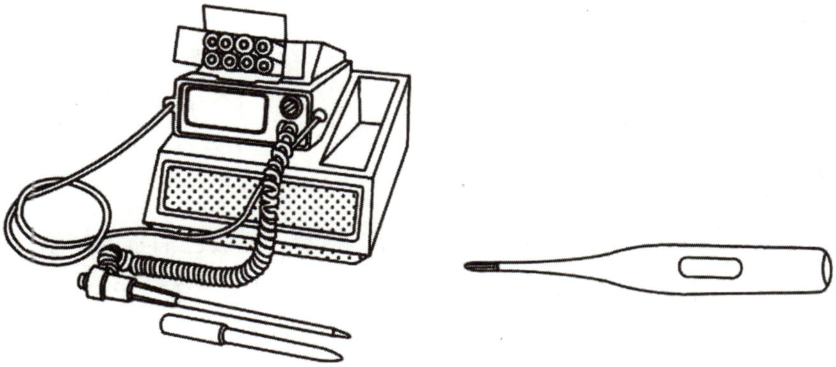

（a）医院用电子体温计　　（b）个人用电子体温计

图 6－3　电子体温计

（3）其他：有前额体温计、报警体温计、远红外线测温仪等。前额体温计可将体温计黑色面贴在前额，室温下 1 秒后即测得体温，适用于婴幼儿。

2. 体温计的消毒与检查

（1）体温计的消毒。体温计应一人一用，用后消毒，防止引起交叉感染。消毒方法如下：

1）水银体温计消毒法：将使用后的体温计放入消毒液中，用清水冲洗并擦干后放入清洁容器中备用。注意口表、肛表、腋表应分别消毒和存放。

2）电子体温计消毒法：仅消毒电子感温探头部分即可，根据制作材料的性质选用不同的消毒方法，如浸泡、熏蒸等。

（2）体温计的检查。在使用新体温计前或定期消毒体温计后，应对体温计进行检查，保证其准确性。检查方法是：将全部体温计的水银柱甩至35℃以下；于同一时间放入已测好的40℃以下的水中，3分钟后取出检查；若误差在0.2℃以上、玻璃管有裂痕、水银柱自行下降，则不能使用；将合格的体温计用纱布擦干，放入清洁容器内备用。

3. 测量体温的方法

（1）操作前准备。

1）评估患儿并解释。

评估：患儿的年龄、病情、意识、治疗情况、心理状态及合作程度。

解释：向患儿及其家属解释体温测量的目的、方法、注意事项及配合要点。

2）患儿准备。

了解体温测量的目的、方法、注意事项及配合要点；体位舒适，情绪稳定。若有运动、进食、冷热饮、冷热敷、洗澡、坐浴、灌肠等，应休息30分钟后再测量。

3）环境准备。

室温适宜、光线充足、环境安静。

4）护理人员准备。

衣帽整洁，修剪指甲，洗手，戴口罩。

5）用物准备。

治疗车上备以下物品：容器2个（一个为清洁容器，盛放已消毒的体温计，另一个盛放测温后的体温计）、含消毒液的纱布、表（有秒针）、记录本、笔、手消液。

若测肛温，则另备润滑油、棉签、卫生纸。

（2）操作步骤。体温测量的操作步骤如表6－1所示。

表6－1　体温测量的操作步骤

步骤	要点与说明
1. 核对。携用物至患儿床旁，核对患儿床号、姓名、腕带	清点、检查体温计（无破损）水银柱在35℃以下
2. 测量。选择测量体温的部位（见图6－4）	

续表

步骤	要点与说明
▲口温	测量方法简便
（1）部位：口表水银端斜放于舌下热窝（heat pocket），见图 6－4	舌下热窝是口腔中温度最高的部位，在舌系带两侧，左右各一，由舌动脉供血
（2）方法：闭口勿咬，用鼻呼吸	避免体温计被咬碎，造成损伤
（3）时间：3 分钟	获得正确的测量结果
▲腋温	测量方法安全，适用于婴儿及其他无法测量口温者
（1）部位：体温计水银端放于腋窝正中	
（2）方法：擦干汗液，体温计紧贴皮肤，屈臂过胸，夹紧	形成人工体腔，保证测量准确性；若腋下有汗，导致散热增加，则会影响所测体温的准确性。对不能合作者应协助完成
（3）时间：10 分钟	需较长时间，才能使腋下人工体腔内的温度接近机体内部的温度
▲肛温	测量方法准确但不方便，适用于婴儿、幼儿及昏迷、精神异常者
（1）体位：侧卧、俯卧、屈膝仰卧位，暴露测温部位	便于测量
（2）方法：润滑肛表水银端，插入肛门 3～4 厘米（成人）。婴幼儿可取仰卧位，护士一手握住患儿双踝，提起双腿，另一手将已润滑的肛表插入肛门（婴儿的深度为 1.25 厘米，幼儿的深度为 2.5 厘米），并握住肛表，用手掌根部和手指将双臀轻轻捏拢，固定	便于插入，要避免擦伤或损伤肛门及直肠黏膜
（3）时间：3 分钟	
3. 取表。取出体温计，用消毒纱布擦拭	若测肛温，用卫生纸擦净病人肛门处
4. 读数	评估体温是否正常，若与病情不符，应重新测量，有异常及时处理
5. 协助。协助病人穿衣、裤，取舒适体位	注意工作的完整性
6. 消毒。消毒体温计	备用
7. 绘制或录入。洗手后绘制体温单或将读数录入移动护理信息系统的终端设备	绘制或录入体温单时，要注明测定的部位

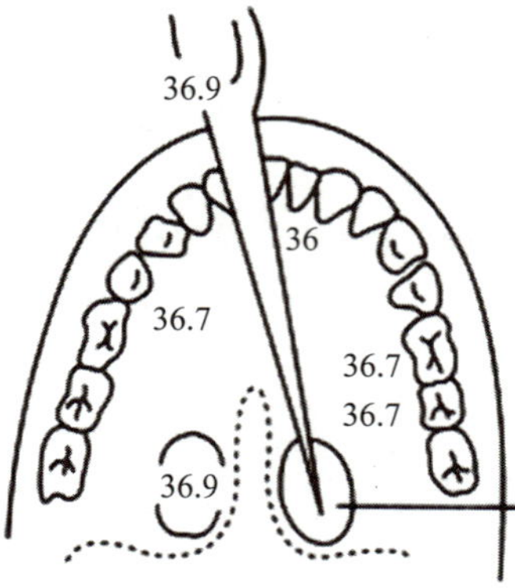

图 6－4　舌下热窝

知识链接

婴幼儿体温测量的其他部位

除了肛门、腋窝外，婴幼儿的以下部位也可用于测量体温：

（1）颌下。用于测颌下颈温。方法：将体温计置于颌下颈部皮肤皱褶处，10 分钟后取出。此法尤其适用于 1 岁以内较胖的患儿。

（2）背部肩胛间。用于测背部肩胛间温。方法：患儿取去枕仰卧位，将体温计水银端经一侧颈下插入脊柱与肩胛骨之间斜方肌部位，插入长度为 4.5 ～ 6.5 厘米，测量时间为 10 分钟。可用于暖箱中新生儿的常规测温。

（3）腹股沟。用于测腹股沟温。方法：让患儿侧卧，小腿弯曲 135°，大腿与腹壁间呈 90°，将体温计水银端放于腹股沟中点处，紧贴皮肤，测量时间为 10 分钟。

此外，臀部、腹部、鼓膜及耳背均可作为婴幼儿体温测量的部位。

（3）注意事项。

1）测量体温前应清点体温计数量，并检查有无破损；定期检查体温计的准确性。

2）婴幼儿若夹不紧体温计，则不应采用腋表测量。

3）婴幼儿测温时应设专人守护，防止意外。

4）测口温时，若患儿不慎咬破体温计，首先应及时清除玻璃碎屑，以免损伤唇、舌、口腔、食管、胃肠道黏膜，再口服蛋清或牛奶，以延缓汞的吸收。若病情允许，可食用粗纤维食物，加速汞的排出。

5）避免影响体温测量的各种因素。如运动、进食、冷热饮、冷热敷、洗澡、坐浴、灌肠等。

6）若发现体温与病情不符合，则要查找原因，予以复测。

四、发热的护理

（一）补充营养和水分

给予高热量、高蛋白、高维生素、易消化的流质或半流质食物。注意食物的色、香、味，鼓励少食多餐，以补充发热的消耗，提高机体的抵抗力。鼓励患儿多饮水，以补充发热消耗的大量水分，并促进毒素和代谢产物的排出。

（二）保证患儿处于舒适状态

（1）休息可减少能量的消耗，有利于机体康复。高热者需卧床休息，低热者可酌情减少活动，适当休息。为患儿提供室温适宜、环境安静、空气流通等合适的休息环境。

（2）注意皮肤护理，退热期往往大量出汗，应及时擦干汗液，更换衣服和床单，防止受凉，保持皮肤的清洁、干燥。

（三）心理护理

体温上升期，患儿突然发冷、发抖、面色苍白，此时会产生紧张、不安、害怕等心理反应。护理中应经常探视患儿，耐心解答各种问题，尽量满足患儿的需要，给予精神安慰。

（四）病因的处理

对于由感染性疾病引起的发热，应根据病情选用有效抗生素治疗。对局部感染病灶要及时清除。由非感染性疾病所致的发热，也需根据不同病因采取相应的治疗措施。

五、发热的预防

（1）衣着要凉爽，切忌采用捂被子发汗的办法。

（2）居室空气要流通，必要时用电扇来回吹风，千万不可关窗闭户不让患儿见风。

（3）鼓励患儿多饮水，保持口舌滋润，小便通畅。

（4）注意补充营养，不要随意忌口，无明显咳嗽的患儿可多吃点水果，尤其是西瓜，既能补充水分、糖分和维生素，又有清热的功效。此外，还应注意大便通畅。

（5）由于发热常见于体质较差的婴幼儿，因而平日要让婴幼儿加强锻炼，增强机体免疫力。

（6）注意及时增减衣服，预防上呼吸道感染。

（7）常备退热药，注意观察和测量体温，一旦体温达 38℃即口服退热药物，以防高热引起抽搐。

（8）密切观察病情，防止复发。

六、健康教育

（1）向患儿及其家长解释体温监测的重要性，教给家长正确测量体温的方法，以保证测量结果的准确性。

（2）介绍体温的正常值及测量过程中的注意事项。

（3）教会家长对体温进行动态观察，提供体温过高、体温过低的护理指导，增强自我护理能力。

（4）鼓励患儿穿着宽松、棉质、通风的衣物，以利于排汗。

（5）切忌滥用退热药及消炎药。

第二节 惊　厥

一、惊厥的概念和分类

（一）惊厥的概念

惊厥是儿科最常见的急症之一，尤多见于婴幼儿，是脑的大量神经元一过性同步化放电导致的所涉及随意肌不可控制的抽搐或者肌张力改变，可以是局部的（局灶性），也可以是全身性的（全面性）。惊厥表现为突然的全身或局部肌群呈强直性和阵挛性抽搐，常伴有意识障碍。小儿惊厥的发病率很高，5%～6% 的小儿曾有过一次或多次惊厥。惊厥频繁发作或持续状态可危及生命或使患儿遗留严重的后遗症，影响小儿智力发育和健康。

高热引起的惊厥较为常见，如患流感、中毒性痢疾等均会使婴幼儿高烧，进而惊厥。此外，缺钙或患有癫痫、低血糖或中毒等也会引起婴幼儿惊厥。

（二）惊厥的分类

1. 按年龄阶段划分

（1）新生儿惊厥。

新生儿惊厥多见于产伤、窒息、颅内出血、败血症、脑膜炎、破伤风和胆红素脑病。

有时也应考虑脑发育缺陷、代谢异常、巨细胞包涵体病及弓形体病等。

（2）婴幼儿惊厥。

婴幼儿惊厥多见于高热、中毒性脑病、颅内感染、手足搐搦症、婴儿痉挛症。有时也应注意到脑发育缺陷、脑损伤后遗症、药物中毒、低血糖症等。

（3）年长儿惊厥。

年长儿惊厥多见于中毒性脑病、颅内感染、癫痫、中毒。有时也须注意颅内占位性病变和高血压脑病等。

2. 按有无感染划分

小儿惊厥从有无感染的角度来划分，可分为感染性惊厥（热性惊厥）及非感染性惊厥（无热惊厥）。按病变累及的部位可分为颅内与颅外两类。

（1）感染性惊厥。

感染性惊厥的病因如下：

1）颅内感染：如由细菌、病毒、寄生虫、真菌引起的脑膜炎或脑炎。脑脊液检查对诊断和鉴别诊断有较大帮助。

2）颅外感染：非颅内的全身性感染性疾病相关的，包括感染中毒性脑病（大多并发于脓毒血症、重症肺炎、中毒性细菌性痢疾等严重细菌性感染疾病）等。

单纯性高热惊厥常见于 6 个月至 4 岁小儿，惊厥多在发热早期发生，持续时间短暂，在一次发热疾病中很少连续发作多次，常在发热 12 小时内发生，发作后意识恢复快，无神经系统阳性体征，热退一周后脑电图恢复正常，预后良好。

复杂性高热惊厥发病年龄不定，常在出生后 6 个月以前或 6 岁以后发生，起初为高热惊厥，发作数次后，低热甚至无热时也发生惊厥，有时反复发作多次，一次惊厥时间较长，超过 15 分钟，脑电图检查在惊厥发作两周后仍为异常，预后较差，转变为癫痫的可能性为 15% ～ 30%。

（2）非感染性惊厥。

1）颅内疾病：包括颅脑损伤与出血、先天发育畸形、颅内占位性病变等。

2）颅外（全身性）疾病：包括缺氧缺血性脑损伤、代谢性疾病（水电解质紊乱、肝肾衰竭、雷氏综合征、遗传代谢性疾病等）、中毒等。

3. 按病因和神经系统受累部位不同划分

根据病因和神经系统受累部位不同，小儿惊厥发作可分为局灶性惊厥发作和全面性惊厥发作。

局灶性惊厥发作前有先兆，但多数突然发作。全面性惊厥发作时患儿意识完全丧失、双眼凝视、斜视或上翻，头后仰，面肌及四肢呈强直性或阵挛性抽搐，持续的时间可由一至二分钟到十几分钟甚至几十分钟不等。患儿呼吸暂停甚至面色青紫，惊厥后昏睡、疲乏。

二、惊厥的临床表现

（一）惊厥

惊厥发作前少数可有先兆，如患儿极度烦躁或不时“惊跳”，精神紧张；神情惊恐，四肢肌张力突然增加；呼吸突然急促、暂停或不规律；体温骤升，面色剧变；瞳孔大小不等，边缘不齐。典型表现为突然起病、意识丧失、头向后仰、眼球固定上翻或斜视、口吐白沫、牙关紧闭、面部或四肢肌肉呈阵挛或强直性抽搐，严重者可出现颈项强直、角弓反张、呼吸不畅、面色青紫或大小便失禁。持续时间数秒至数分钟或更长，继而转入嗜睡或昏迷状态。在发作时或发作后不久检查，可见患儿瞳孔散大、对光反应迟钝、病理反射阳性等体征，发作停止后不久意识恢复。

低钙血症抽搐时，患儿意识清楚。若意识恢复前再次抽搐或抽搐反复发作呈持续状态，则提示患儿病情严重，可因脑水肿、呼吸衰竭而死亡。如抽搐部位局限且恒定，常有定位意义。

新生儿惊厥常表现为无定型、多变的各种各样的异常动作，如呼吸暂停、不规则，两眼凝视，阵发性面色苍白或发绀。婴幼儿惊厥有时仅表现为口角、眼角抽动，一侧肢体抽动或双侧肢体交替抽动。新生儿惊厥表现为全身性抽动者不多，常表现为呼吸节律不整或暂停，阵发性面色青紫或苍白，两眼凝视，眼球震颤，眨眼动作或吸吮、咀嚼动作等。

（二）惊厥持续状态

惊厥持续 30 分钟以上，或两次发作间歇期意识不能完全恢复，为惊厥的危重型。惊厥时间过长可引起高热、缺氧性脑损害、脑水肿甚至脑疝。

三、惊厥的临床辅助检查

（1）血、尿、粪常规检查。

（2）血、尿特殊检查。疑苯丙酮尿症时，可做尿三氯化铁试验，或测定血苯丙氨酸含量。

（3）血液生化检查。血糖、血钙、血镁、血钠、尿素氮及肌酐等的测定。

（4）脑脊液检查。

（5）心电图与脑电图检查。

（6）其他检查。

四、惊厥的鉴别诊断

判断新生儿尤其是早产儿是否惊厥有时很难，任何奇异的一过性现象或细微的抽动反复性、周期性出现，尤其伴有眼球上翻或活动异常又有惊厥的原因时，应考虑是惊厥发作。诊断时可通过下列现象对比鉴别。

（一）新生儿惊跳

新生儿惊跳为幅度较大、频率较高、有节奏的肢体抖动或阵挛样动作，将肢体被动屈曲或变换体位可以消除，不伴眼球运动或口颊运动。常见于正常新生儿由睡眠转为清醒时、受到外界刺激时或饥饿时。而惊厥为无节奏抽动，幅度大小不一，不受刺激或屈曲肢体影响，按压抽动的肢体试图制止发作仍感到肌肉收缩，常伴有异常眼、口颊运动。

（二）非惊厥性呼吸暂停

非惊厥性呼吸暂停常见于早产儿，也可见于足月儿，主要病因为脑干呼吸中枢调节功能不成熟。呼吸暂停常发生在睡眠中，伴有心搏徐缓，长时间的呼吸暂停可伴有面色青紫、肌张力减低、反应消失及痉挛或肌阵挛样运动，但不是真正的癫痫发作。此病症发作于足月儿为 10 ～ 15 秒 / 次，早产儿为 10 ～ 20 秒 / 次，伴心率减慢 40% 以上。而惊厥性呼吸暂停发作，足月儿 15 秒 / 次，早产儿 20 秒 / 次，不伴心率改变，但伴有其他部位抽搐及脑电图改变。

（三）快速眼运动睡眠相

快速眼动睡眠相又叫作异相睡眠，也有人把它叫作积极睡眠（active sleep），是指在睡眠过程中有一段时间，脑电波频率变快，振幅变低，同时还表现出心率加快、血压升高、肌肉松弛、阴茎勃起，最奇怪的是眼球不停地左右摆动，伴有眼部颤动、短暂呼吸暂停、面部怪相、微笑、身体扭动等，但清醒后即消失。

五、惊厥的并发症

新生儿惊厥存活者出现后遗症的占 14% ～ 61%（平均 20%），主要表现为脑性瘫痪、智力障碍、癫痫，其他还有共济失调、多动、视听障碍、语言障碍、轻微脑功能障碍综合征等。

（一）脑性瘫痪

脑性瘫痪是多种原因引起的以非进行性中枢神经运动功能障碍为主的综合征。与发生脑性瘫痪有关的因素包括：

（1）生后5分钟Apgar评分（阿氏评分）越低者，脑性瘫痪的发生率越高，出生5分钟以后仍需复苏的惊厥新生儿中，仅这一项便能预示可能发生中度或重度的脑性瘫痪。

（2）新生儿惊厥发作的持续时间越长，后来发生脑性瘫痪的可能性越大。发作1天者，其发生率为7%，3天以上者，有46%发生脑性瘫痪。

（3）在新生儿惊厥发作的类型中，强直性惊厥发作与后遗脑性瘫痪的关系更密切。

（4）脑电图中度或严重异常者发生脑性瘫痪的危险性大。

（二）智力障碍

新生儿惊厥后遗留智力障碍与下列因素有关：

（1）生后5分钟Apgar评分0～3分者，45%有智力障碍；4～6分者，33%有智力障碍；7～10分者，只有11%有智力障碍。

（2）出生5分钟以后仍需要复苏的患儿发生智力障碍的危险性较大。

（3）惊厥发作时间超过30分钟、新生儿期肌强直和肌阵挛发作及惊厥发作的持续时间与智力障碍关系均很密切。

（三）癫痫

惊厥发作持续1天者，后遗癫痫的发生率为11%，惊厥发作持续2天者为22%，3天者为25%，3天以上者为40%。强直性惊厥发作与后遗癫痫有密切关系。

六、惊厥的处理原则

惊厥的处理原则是尽快明确原因并进行针对性治疗，同时控制惊厥，稳定生命体征。

（一）气道管理

惊厥发作时，让患儿平卧（呕吐者可侧卧），解开其衣领。惊厥停止后予侧卧位，及时清除呼吸道分泌物及呕吐物。必要时给予氧气吸入。若惊厥停止后自主呼吸无恢复，应实施人工呼吸，备好吸引器、气管插管等急救用物。惊厥超过5分钟者应遵医嘱给予止惊药。

（二）预防受伤

就地抢救，专人守护，使用床挡。移开周围可能伤害患儿的物品。惊厥发作未超过5分钟可任其自行停止，勿移动患儿或强力按压及约束肢体，不可将物品塞入患儿口中或强力撬开紧闭的牙关。注意观察患儿生命体征、意识、行为、瞳孔、面色、惊厥发作类型及持续时间等。指导患儿及其家长避免诱发惊厥的因素，如闪烁的灯光、睡眠不足、活动过度等。

（三）心理护理

患儿惊厥发作时允许家长陪伴。护理人员指导患儿家长惊厥发作的急救处理（如体位、安全、保持气道通畅等），讲解惊厥的病因、治疗、预后等知识。评估患儿家长焦虑及恐惧的程度，指导其减轻焦虑的方法及获取支持和资源的方法。

（四）控制感染

引起惊厥的感染性因素有病毒、细菌、霉菌、寄生虫等。比如病毒感染导致乙型脑炎、病毒性脑炎，细菌感染导致化脓性脑膜炎、破伤风、中耳炎，霉菌感染导致新型隐球菌脑炎，寄生虫感染导致脑型血吸虫病、脑囊虫病等，都会引起感染性惊厥。一般感染性惊厥会伴有体温升高，患儿会有精神紧张、手脚或者整个身体强直、肌肉抽搐、咬伤舌头、忽然倒地、不省人事、吐白沫等表现，抽搐一般持续 3 ～ 5 分钟。治疗方面，可以对症选用抗癫痫药、抗生素、退烧药等。

（五）病因治疗

针对不同病因，采取相应治疗措施。惊厥持续状态的处理如下：

（1）立即止惊：同一般惊厥处理。

（2）控制高热：可用物理降温（头部冰帽或冷敷）和药物降温或人工冬眠配合降温。

（3）加强护理：密切观察患儿体温、呼吸、心率、血压、肤色、瞳孔大小和尿量。

（4）降低颅内压：抽搐持续 2 小时以上，易有脑水肿，应采用脱水疗法以降低颅内压。

（5）维持水、电解质平衡：无严重体液丧失者按基础代谢补充液体，保持轻度脱水和低钠状态，以利控制脑水肿。

（6）神经营养剂与抗氧化剂治疗：应用维生素 A、E、C 与甘露醇等抗氧化剂可防治惊厥性脑损伤；同时可并用维生素 B_1、B_6、B_{12}，吡拉西坦等神经营养药物。

七、惊厥的现场急救

（一）摆体位

向他人呼救的同时，立即将患儿放平，置于硬板床或地上，头偏向一侧。尽量将患儿置于通风、阴凉、干燥的地方，如走廊、树荫。

（二）保持呼吸道通畅

立即将患儿置于仰卧位，头偏向一侧，解松衣领、裤带，清除口、鼻、咽喉分泌物和呕吐物，以免发生吸入性肺炎和窒息。牙关紧咬者，不可强力撬开，以免损伤牙齿。

（三）控制惊厥

用手指捏、按压患儿的人中、合谷、内关、涌泉、十宜等穴位两三分钟，并保持周围环境的安静，尽量少搬动患儿，减少不必要的刺激。2～3 分钟后，不能止惊者可服用药物，如安定（地西泮）、水合氯醛、苯巴比妥、氯丙嗪、异戊巴比妥钠等。

（四）降温

1. 冷敷

在患儿前额、手心、大腿根处放置冷毛巾，并常更换；在热水袋中盛装冰水或用冰袋，外用毛巾包裹后放置于患儿的额部、颈部、腹股沟处或使用退热贴。

2. 酒精擦浴

用酒精棉球反复轻轻擦拭大静脉走行处，如颈部、两侧腋下、肘窝、腹股沟等处，使之皮肤发红，以利散热。

3. 药物降温

口服退烧药，或将婴幼儿用退热栓塞到肛门。

（五）及时就医

一般情况下，小儿高热惊厥 3～5 分后即能缓解，因此当患儿意识丧失、全身对称性强直性阵发痉挛或抽搐时，不要急着把患儿抱往医院，而是应该等患儿恢复意识后再前往医院。经护理，即使患儿惊厥已经停止，也要到医院进一步查明惊厥的真正原因。但如果患儿持续抽搐 5 分钟以上不能缓解，或短时间内反复发作，预示病情较重，必须急送医院。就医途中，将患儿颈部伸直并保持气道通畅。切勿将患儿包裹太紧，以免患儿口鼻受堵，造成呼吸道不通畅，甚至窒息死亡。在患儿意识清醒前不要让其进食、喝水，清醒后可适当服糖水。

（六）注意事项

婴幼儿惊厥后，千万不可惊惶失措，不可大声呼叫或用力摇晃、拍打幼儿。此时，应注意以下几点：

（1）让患儿侧卧，便于及时排出分泌物，防止异物进入气管；同时，松开患儿的衣领、裤带，保持血液循环的畅通。

（2）不要紧搂患儿，可轻按患儿抽动的上下肢，避免患儿从床上摔下。

（3）随时擦去痰涕。

（4）针刺或重压人中穴，即唇沟的上三分之一处。

（5）上述护理完后立即送医院做进一步的检查和治疗。

八、惊厥的院内急救

（一）惊厥持续状态抢救原则

（1）选择作用快、强有力的抗惊厥药物，及时控制惊厥发作，先用地西泮，无效时用苯妥英钠，仍不止用苯巴比妥，仍无效用水合氯醛，均无效者气管插管后全身麻醉。

（2）理想的抗惊厥药物应当是作用迅速、止惊厥力强、广谱、安全、半衰期长、能静脉注射也能口服的药物。

（3）应用抗惊厥药强调及时快速，足量用药，如只用一种时，剂量可偏大；一般将两种药物如长效与短效药物联合应用以迅速止惊，防止复发。为避免抗惊厥药物对中枢神经系统的抑制作用，应同时做好气管插管的必要准备。

（4）维持生命功能，防治脑水肿、酸中毒、呼吸循环衰竭，保持气道通畅，吸氧。

（5）积极寻找病因和控制原发疾病，避免诱因。

（6）体温过高时采取降温措施；对于窒息或呼吸不规则者宜进行人工呼吸或紧急气管插管。

（二）常用药物

1. 地西泮

每次 0.25 ～ 0.5 mg/kg（每次 < 10 mg），缓慢静脉注射，用盐水或糖水稀释时可出现浑浊但不影响效果。地西泮脂溶性高，易进入脑组织。注射后 1 ～ 3 分钟即可生效，但疗效短（15 ～ 20 分钟），必要时 20 分钟后可重复应用。直肠灌注吸收较快，但吸收量难以预测，止惊时不宜采用。不良反应有呼吸抑制和血压下降。

2. 氯硝西泮（氯硝安定）

氯硝西泮的作用较地西泮强 5 倍，起效快且维持时间长，可达 24 ～ 48 分钟，呼吸抑制发生率低。每次 0.02 ～ 0.1 mg/kg（每次 ≤ 1 mg），静脉注射或肌内注射，速度不超过 0.1 mg/s。

3. 咪达唑仑

本品为水溶性药物，作用速度快，1.5 ～ 5 分钟即能控制惊厥，安全范围广，半衰期为 40 分钟，注射 4 分钟后患儿可完全清醒，不良反应小，对组织刺激少，可静脉注射，每次剂量为 0.05 ～ 0.2 mg/kg。以 0.1 mg/（kg · h）适度维持推注，最高可调至 0.4 mg/（kg · h）。

4. 劳拉西泮

本品作用迅速、强大，持续时间较长，疗效可达 12 小时以上，不良反应小，被认为是治疗惊厥持续状态最理想的一线药物，每次给药 0.05 ～ 0.1 mg/kg（最多不超过 4 mg），肌内注射或静脉注射，根据需要每 10 ～ 15 分钟可重复 1 次。

5. 苯巴比妥

每次给药 5 ～ 10 mg/kg，可肌内注射或静脉注射（静脉注射时，速度应小于 30 mg/min），需 20 ～ 60 分钟后才能在脑内达到药物浓度高峰，半衰期长达 120 小时，故该药一般在地西泮等药物控制后作为长效药物协同使用。惊厥持续状态时，可首次给予负荷量 15 mg/kg（每次≤ 300 mg），12 小时后按 5 mg/（kg · d）维持给药。不良反应有呼吸抑制和血压下降。

6. 苯妥英钠

负荷量为 15 ～ 20 mg/kg（极量小于 1 g/d），首次给药 10 mg/kg，用生理盐水稀释，隔 15 分钟后可重复 2 次，静脉注射，速度宜慢［小于 1 mg/（kg · min）］，24 小时后按 5 mg/（kg · d）维持。此药脂溶性较强，15 分钟即可在脑内达到高峰浓度，对意识无影响。作用广谱，可做地西泮缓解维持用药，常用于难治性癫痫持续状态，可致心律失常、低血压等，5 岁以下小儿尽量不用。

7. 丙泊酚

丙泊酚是新近用于抗惊厥持续状态的药物，疗效较好。首剂 2.5 mg/kg，加入 10% 葡萄糖注射液 10 ～ 20 mL。缓慢静脉注射，而后 4 ～ 15 mg/（kg · h）静滴维持。本品比较安全，无呼吸抑制作用。

8. 其他

10% 水合氯醛每次 50 mg/kg，胃管给药或 3% 溶液保留灌肠，该药物常与其他药物合用；难以控测的情况可试用 7.5% 硫喷妥钠，每次 10 mg/kg 静脉注射，但新生儿与婴儿不宜应用。

（三）病因治疗

（1）对惊厥患儿，应强调病因治疗的重要性。

（2）感染是小儿惊厥的常见原因，疑细菌感染者，应早期应用抗生素。

（3）对代谢原因（如低血糖、低血钙、脑性脚气病等）所致惊厥，应及时补充相应缺乏物质，可使惊厥迅速好转。如有中毒，应尽快去除毒物，以减少毒物的继续损害。

（四）其他

（1）监护患儿体温、呼吸、心率、血压、瞳孔等，密切监测惊厥发生与持续时间、意识改变和神经系统体征，维持其正常功能状态，根据病情变化，采取相应处理措施。

（2）维持水和电解质、酸碱平衡。

（3）持续惊厥伴高热、昏迷、循环呼吸功能障碍者，应给予脱水降颅压、抗感染、抗休克等处理。对原发性癫痫者，应长期予以抗癫痫治疗。

九、惊厥复发的预防

预防惊厥复发就是要在惊厥易发年龄（6岁以前）完全避免再次发作，防止惊厥持续状态，减少癫痫的发生，避免智力发育障碍。目前常用间歇服药法，即初次发作以后，当发热时立即用药。

高热惊厥可在该次疾病过程中或以后发热时反复发作，医护人员要通过健康教育让家长做好预防措施。向家长详细交代患儿病情，解释惊厥的病因和诱因；告诉家长及时控制体温是预防惊厥的关键，教给家长在患儿发热时进行物理降温和药物降温的方法。

癫痫患儿应按时服药，随便停药可导致惊厥发作，同时嘱咐患儿避免到危险及易受伤的环境中去，以免发作时出现危险。医护人员演示惊厥发作时急救的方法，指导家长做好保持呼吸道通畅以及避免外伤的措施。同时，保持镇静，发作缓解时尽快将患儿送往医院。做好沟通交流，解除患儿及其家长的焦虑和自卑心理，帮助他们建立战胜疾病的信心。强调定期门诊随访的重要性，根据病情及时调整药物。告诉患儿及其家长感染是小儿惊厥最常见的原因，平时注意预防感染，特别是要做好预防传染病的措施。

对于惊厥发作时间较长或反复发作的患儿，要指导其家长日后利用游戏的方式，观察患儿有无神经系统后遗症，如耳聋、肢体活动障碍、智能低下等，及时给予指导治疗和康复锻炼。

第三节 腹　痛

一、腹痛的概念和诊断

腹痛是婴幼儿常见症状之一，多由腹腔脏器和组织的器质性或功能性病变引起，也可由腹外疾病引起。疼痛部位多与病变所在脏器有关。

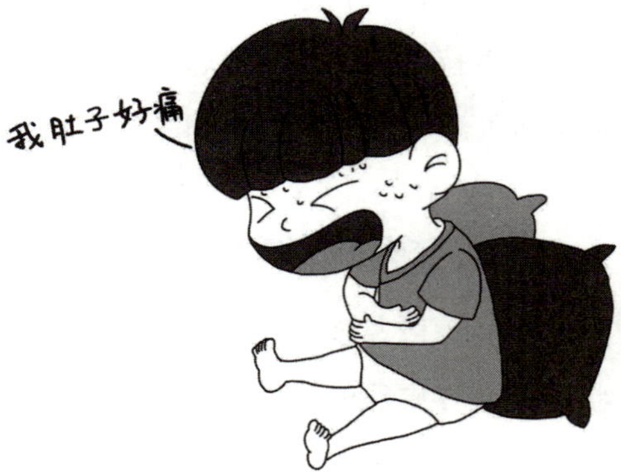

引起婴幼儿腹痛的原因很多，且与患儿的年龄关系十分密切。不同年龄婴幼儿的腹痛病因有一定差异，如新生儿期，先天性消化道畸形所致的肠梗阻及胎粪性腹膜炎较常见；婴儿期则以肠炎、肠套叠为多见；幼儿期则以寄生虫、肠炎、阑尾炎、溃疡病为多见。婴幼儿年龄越小，越不能准确表达腹痛性质和部位，新生儿尤其如此。腹痛病因极其复杂，必须仔细观察客观症状、体征及其演变，及时明确诊断，给予有效治疗。

（1）首先判断小儿是否有腹痛：婴儿尖声号哭可能是剧痛，抱起后若号哭立即停止，一般可排除剧痛。较年长儿，若腹痛不影响游戏、食欲、睡眠，不伴面色改变，往往表示腹痛不严重；若双手捧腹或两腿蜷曲则表示腹痛严重。

（2）确定是腹内疾病还是腹外疾病：需要注意的是，腹外疾病除有腹痛外，还有其他系统症状和体征。

（3）判断腹痛是否为外科性疾病：一般来说，腹痛离脐部越远，则器质性疾病可能性越大，外科性疾病疼痛在右侧者比左侧者更为多见。急骤起病、剧痛，特别是疼痛持续超过 3 小时，先有腹痛，后有发热，提示为阑尾炎、胆结石继发感染、出血性小肠炎等；先腹痛，然后频繁呕吐但不腹泻，尤其伴有便秘、肛门不排气、腹胀等，提示梗阻性疾病的可能；有压痛及腹肌紧张（往往腹肌紧张超过压痛），能摸到肿块，可考虑为外科疾病。

（4）确定腹痛与疾病的关系：急性腹痛起病的部位多是病变器官所在的部位，不同部位腹痛与疾病之间有一定关系。患儿在腹痛的同时，多伴有啼哭、烦躁不安、表情痛苦，在阵发性加剧时，患儿会大声啼哭、坐卧不安，或在床上打滚、紧按腹部。热敷后腹痛减轻或缓解者，可能为肠管、胆管等管状器官痉挛；肠道阻塞或泌尿系统结石多为阵发性腹痛；而腹痛发作极不规律者，多属内科疾病，如肠蛔虫症、急性肠炎等；持续性腹痛，变动体位时加剧，腹痛拒按者，常为局限性或弥漫性腹膜炎的表现。起病即有发热，提示为炎症性疾病；如病初无发热，以后才发热者，多为继发感染。

二、从大便性状看腹痛

（1）小儿腹痛时，一定要观察其大便情况（如有无大便、没解大便几天了）及进食情况。

（2）几天无大便伴腹胀者，可能是肠梗阻。

（3）便脓血，尤其在夏秋季节，有可能是痢疾、出血性大肠杆菌性肠炎、麦克尔憩室炎等。

（4）大便呈蛋花汤样或者水样，伴呕吐，尤其在秋冬季节，多是轮状病毒性肠炎。这种疾病多见于幼儿，可能发生水、电解质紊乱和代谢性酸中毒，家长当注意给患儿多喝水。

（5）如果便秘与腹泻交替出现，应当注意不典型巨结肠症和肠易激综合征，这种便秘可以用开塞露通便。此外，要让小儿多吃富含纤维素的食物，少喝碳酸饮料。

三、可以引起婴幼儿腹痛的常见疾病

（一）肠套叠

婴幼儿肠套叠是指一段肠管套入其相连的肠管腔内，是婴幼儿急性肠梗阻中最常见的一种。最常见的是回肠末端套入宽大的盲肠腔内。其发病与肠管口径不同、肠壁肿瘤、憩室病变、肠蠕动节律失调等因素有关。婴幼儿肠套叠在临床上有四大表现：腹痛、呕吐、血样便、腹部肿物。有的患儿并不一定完全具备上述四种表现，所以往往被忽略。特别是在肠套叠的早期，如果患儿营养状况良好，体温也正常，患儿也不会描述腹痛，最容易被忽略，但是患儿的面容苍白比较明显，精神不振也比较突出。

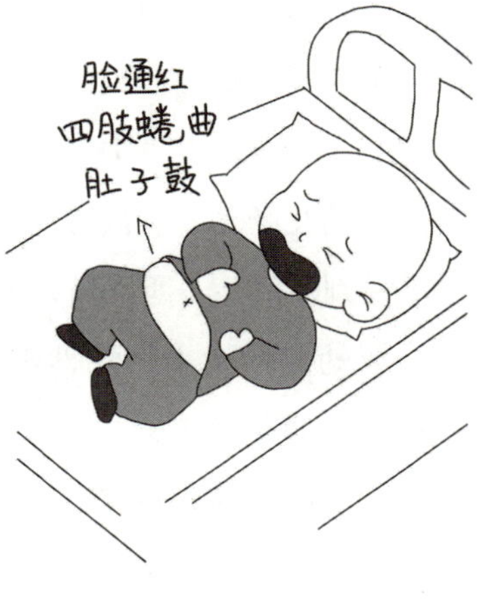

（二）肠绞痛

有些婴儿会突然大声哭叫，可持续几小时，也可阵发性发作。哭时婴儿面部渐红，口周苍白，腹部胀而紧张，双腿向上蜷起，双足发凉，双手紧握，抱哄喂奶都不能缓解，而最终以哭得力竭、排气或排便而停止，这种现象通常是婴儿肠绞痛。

肠绞痛是婴幼儿肠壁平滑肌阵阵强烈收缩或肠胀气引起的疼痛，是小儿急性腹痛中最常见的一种，常常发生在夜间，多半发生在6个月以内的婴儿，并多见于易激动兴奋、烦躁不安的婴儿。

婴儿肠绞痛的原因有多种，尚未完全发现，常见的有以下几种：

（1）婴儿吸乳时吞入大量空气或哭闹时吸入较多空气，形成的气泡在肠内移动致腹痛。

（2）喂奶过饱使胃过度扩张引起不适。

（3）牛奶过敏诱发肠绞痛。

（4）兴奋型婴儿对各种刺激敏感，易激动哭闹。

（三）肠胀气

肠胀气表现为婴幼儿突然大声啼哭，腹部膨胀，两拳紧捏，两腿向腹部蜷曲，多见于一岁内的婴儿，因过食奶类、糖类或腹内吞入了大量气体产生腹胀而导致腹痛。

四、腹痛的处理原则

（一）院前急救

腹痛的院前急救通常可采取以下措施：

（1）对急性腹痛的患儿，在未明确诊断之前尽可能不使用止痛药物，以免掩盖病情真相，延误治疗。

（2）在去医院就诊之前，不能进食、饮水，避免加重呕吐，另外，若需要急诊手术，患儿应禁食和禁水。

（3）婴幼儿以哭闹来反映各种疾病，一旦婴幼儿持续哭闹，一定要想到是否有腹痛情况。婴幼儿肠套叠、嵌顿疝、阑尾炎等都是常见急症。由于腹腔脏器较多，病情复杂，在家中不易判断清楚，所以最好带腹痛患儿到医院就诊，不要随意用药。

婴幼儿如发生持续性腹绞痛，应将其送到医院检查。患儿如无其他疾病，腹壁松软，血液和大便化验正常，可采取以下方法缓解腹绞痛（如图6－5所示）：

（1）腹部热敷或用玩具分散患儿注意力，使其安静下来。

（2）让患儿俯卧在父母的手臂或大腿上，靠患儿自身重量压住其腹部，可减轻疼痛。

（3）竖抱患儿，将其腹部斜靠在家长的胸前，用手在背部轻轻拍打，可使患儿安静。

（4）反抱患儿，用手掌在患儿的腹部按顺时针方向慢慢揉动。

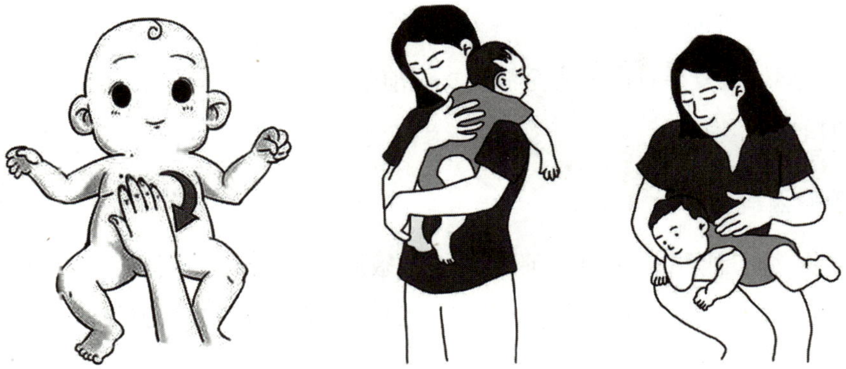

图 6－5　缓解腹绞痛的方式

（二）院内急救

（1）病因治疗。一旦腹痛的病因确定后，即可根据不同病因予以治疗。

（2）对症治疗。对内科性功能性腹痛给予解痉药，如颠茄合剂、阿托品、溴丙胺太林等。未确诊前忌用吗啡等镇痛药。对消化性溃疡给予相应治疗。

（3）外科性腹痛。纠正水、电解质平衡紊乱，止痛，抗感染，有手术指征时行手术治疗。

第四节　哮　　喘

一、哮喘的概念

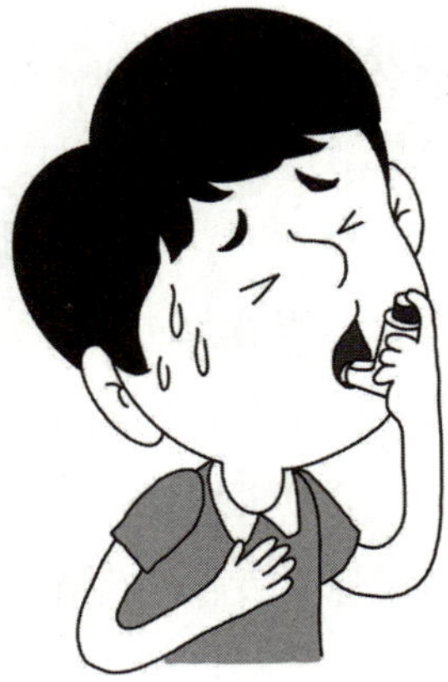

支气管哮喘（bronchial asthma），简称哮喘，是由嗜酸性粒细胞、肥大细胞和 T 淋巴细胞等多种细胞和细胞组分参与的气道慢性炎症性疾病。哮喘是小儿最常见的慢性呼吸道炎症性疾病。哮喘可发生在任何年龄段，但是大多数患者的发病年龄在 5 岁之前，小儿患者 3 岁以前发病的占 50%。这种慢性炎症使易感者气道反应性增高，发病前多有吸入花粉、螨尘、冷空气或刺激性气体等，发病时先出现鼻痒、流涕、打喷嚏、干咳，继而出现胸闷、喘息、呼吸困难，双肺可以听到哮鸣音，严重者常常被迫取端坐位，两肩耸起，头向前俯，用力喘息，全身出汗，发作可持续几十分钟或数小时，轻者可自行缓解，重者经给氧、雾化等综合治疗方可缓解，缓解后可能无任何症状，如同常人。

二、哮喘的发病机制

哮喘的发病机制复杂且尚未完全清楚，目前已知与免疫、神经、精神、内分泌和遗传等因素密切相关。

（一）免疫因素

气道慢性炎症是哮喘的本质。环境中的过敏原进入机体后，作用于 B 淋巴细胞，使之产生大量免疫球蛋白 E（IgE）并分泌炎症性细胞因子，刺激其他细胞如上皮细胞、内皮细胞等产生一系列炎症介质，引起速发型变态反应（IgE 增高）和慢性气道炎症。

（二）神经、精神和内分泌因素

研究发现，哮喘患儿的 β 受体功能低下，迷走神经功能亢进，或同时伴有 α 肾上腺素能神经的反应性增加，可导致气道高反应性。哮喘患儿松弛气道平滑肌的 NANC（非胆碱能）神经功能发生障碍，进一步加重气道高反应性。另外，剧烈的情绪变化也可激发小儿哮喘。约 2/3 的患儿于青春期哮喘症状完全消失，于月经期、妊娠期和甲状腺功能亢进时症状加剧，具体机制不明。

（三）遗传因素

哮喘具有明显的遗传倾向，已发现许多与哮喘发病有关的基因。哮喘患儿及其家庭成员患过敏性疾病和特应性体质者明显高于正常人群。

三、哮喘的临床表现

哮喘的典型症状是反复发作的咳嗽、胸闷、喘息及呼吸困难，多在夜间或清晨发生，症状可自然缓解或经治疗后缓解，重者可出现烦躁不安、面色苍白、发绀、呼吸困难等表现。

体检时，可见患儿桶状胸、三凹征，双肺满布哮鸣音，叩诊鼓音，严重者气道广泛阻塞，哮鸣音反可消失，称“闭锁肺”，是哮喘最危险的体征。肺部粗湿啰音时隐时现，在剧烈咳嗽和体位变化时可消失。发作间歇期，多数患儿可无任何症状和体征。

婴幼儿哮喘起病较缓。发病前 1 ～ 2 天多有呼吸道感染。年长儿起病较急，多在接触过敏原后发作。发作前可有刺激性干咳、流涕、打喷嚏、胸闷等症状，发作时出现咳嗽喘息、咳大量白色黏痰、呼气性呼吸困难并伴有喘鸣音。

患儿哮喘发作，经合理应用常规缓解药物治疗后，仍有严重或进行性呼吸困难者称为“哮喘持续状态”，表现为哮喘急性发作，咳嗽、喘息、呼吸困难、大汗淋漓和烦躁不安，甚至呈端坐呼吸、语言不连贯、严重发绀、意识障碍及心肺功能不全的征象。

四、哮喘持续状态的临床辅助检查

哮喘持续状态时，婴幼儿的临床指征有如下特点：

（1）精神焦虑、烦躁不安、恐惧、谵妄，进而嗜睡、意识模糊、语音低微、不能说话。

（2）喘憋、端坐、抬肩、盗汗、高音调喘鸣音，进而呼吸微弱、沉静、发绀加重、面色苍白、肢凉、胸腹矛盾呼吸。

（3）心率增快、不齐、停搏，奇脉也是判断严重哮喘的一个可靠指标（除非患儿有心脏压塞情况）。

（4）最大呼气峰流速（PEFR）小于 100 L/min，若低于 40 L/min，则为严重衰竭指征。

可以进行的临床辅助检查包括：

（1）血气分析：对评估肺泡通气情况较有意义。早期显示低氧血症，中期出现 I 型呼吸衰竭，晚期出现Ⅱ型呼吸衰竭。

（2）胸部 X 线检查：当患儿疑有感染或有急性哮喘并发症（肺气肿、气胸、纵隔气肿或肺不张）或疑有气道异物时可进行胸部 X 线检查。

（3）茶碱浓度测定：对平时应用氨茶碱的患儿需进行血药浓度的测定，以指导氨茶碱的进一步应用。

（4）最大呼气峰流速及第 1 秒用力呼气流量（FEV）测定：重复给予 β 受体支气管扩张剂后 PEFR 或 FEV 仍低于 40% 预计值，意味着患儿已处于哮喘持续状态。

知识链接

咳嗽变异性哮喘

咳嗽变异性哮喘，又称过敏性咳嗽，以咳嗽为唯一或主要表现，可无喘息症状。其诊断依据为：（1）咳嗽持续或反复发作超过 4 周，常在夜间和（或）清晨发作或加重，以干咳为主；（2）无感染征象或经较长时间的抗生素治疗无效；（3）抗哮喘药物诊断性治疗有效；（4）排除其他原因引起的慢性咳嗽；（5）支气管激发试验阳性和（或）最大呼气峰流速每日变异率（连续监测 1 ～ 2 周）≥ 20%；（6）个人或一、二级亲属特应性疾病史或过敏原检测阳性。以上 1 ～ 4 项为诊断的基本条件。

五、哮喘的治疗原则

（1）避免诱因。避免接触各种过敏原，积极治疗和预防呼吸道感染。

（2）在哮喘急性发作期，可使用激素及支气管扩张药物缓解支气管痉挛，减少黏痰的分泌，减轻气道黏膜的水肿和炎症，疑合并细菌感染时，合理使用抗生素。

（3）在哮喘慢性持续期和临床缓解期，坚持长期、持续、规范用药，首选吸入型糖皮质激素。

六、哮喘的护理措施

（一）提供合适的环境，并注意休息

明确过敏原者，尽快脱离过敏原环境（见图6－6）。给患儿提供安静、温度和湿度适宜的环境，避免强光及有害气体刺激。评估患儿哮喘的严重程度，根据情况安排合理的休息和活动。护理操作应尽可能地集中进行，以保证患儿的休息，必要时按医嘱给予镇静剂。

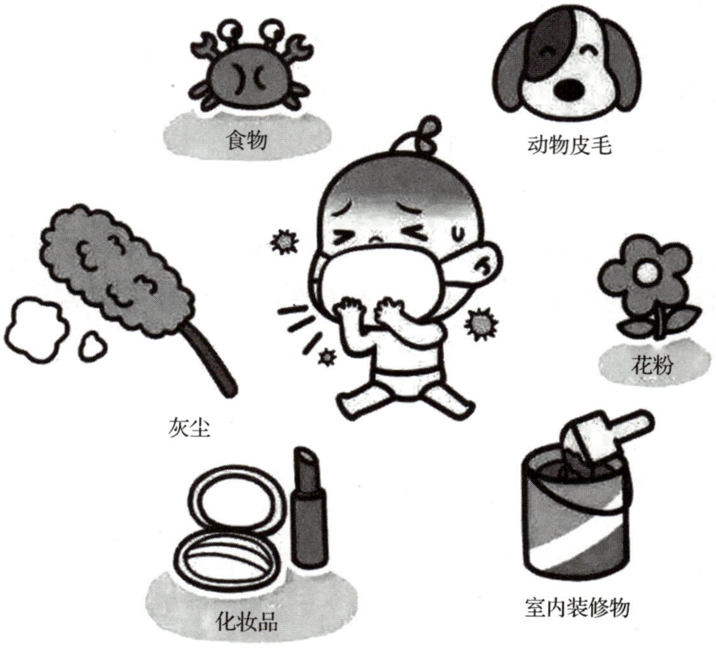

图6－6　避免可能接触的过敏原

（二）消除支气管痉挛及气道炎症，维持呼吸功能

（1）置患儿于坐位或半卧位，以利于呼吸；指导并鼓励患儿做深而慢的呼吸运动。

（2）用药护理：使用支气管扩张药（如拟肾上腺素类、茶碱类及抗胆碱药物）进行雾

化吸入时，患儿深呼吸（慢慢吸气），每次雾化时间为 10 ～ 15 分钟，结束后漱口、擦拭面部。给予鼻导管或面罩吸氧，根据血气分析调整氧流量，并注意湿化氧气，保持 PaO_2 在 70 ～ 90 mmHg（9.3 ～ 12.0 kPa）。患儿哮喘时给予氧气吸入，氧气浓度以 40% 为宜。

（3）呼吸道护理：给予雾化吸入、胸部叩击以促进分泌物的排出；对痰液过多又不能自行咳出者给予吸痰。

（4）保证患儿摄入足够的水分，以降低分泌物的黏稠度。

（5）遵医嘱给予抗生素。

（三）提高活动耐力

指导患儿活动，避免情绪激动及紧张的活动。患儿活动前后，监测其呼吸和心率，活动时如有气促、心率加快，则给予持续吸氧并休息，根据病情调整活动量。

（四）密切观察病情

密切监测患儿有无烦躁不安、气喘加剧、心率加快、肝在短时间内急剧增大及血压变化等心力衰竭表现，以及哮喘持续状态的发生。

若患儿出现烦躁不安、发绀、大汗淋漓、心率加快、血压下降、呼吸音减弱等表现，应立即吸氧并采取半坐卧位，通知医生并密切配合抢救。

（五）心理护理

医护人员要了解患儿及其家长的情感需求，给予关心照顾。允许患儿表达情绪，在哮喘发作时守护并安慰患儿，消除其紧张情绪和恐惧心理，尽量满足患儿的合理要求。向患儿家长解释哮喘的诱因、治疗过程和预防措施，指导父母以正确的态度对待患儿。

（六）健康指导

（1）根据不同对象和具体情况，医护人员要采用适当的方式协助患儿及其家长了解哮喘的知识，避免接触过敏原。

（2）加强患儿营养，进行体育锻炼，增强体质，提高机体免疫力。

（3）教会患儿及其家长识别哮喘发作的早期征象并掌握正确的处理方法；指导家长掌握患儿常用药物的名称、剂量、用法、效果及不良反应等；指导患儿及其家长使用吸入器。

（4）指导患儿进行呼吸功能锻炼。

1）腹式呼吸运动法：平躺，双手平放在身体两侧，双膝弯曲，脚平放；用鼻连续吸气并放松上腹部，但胸部不扩张；缩紧双唇，慢慢吐气直至吐完；重复以上动作 10 次。此法也可采用坐式或站式。如图 6 - 7 所示。

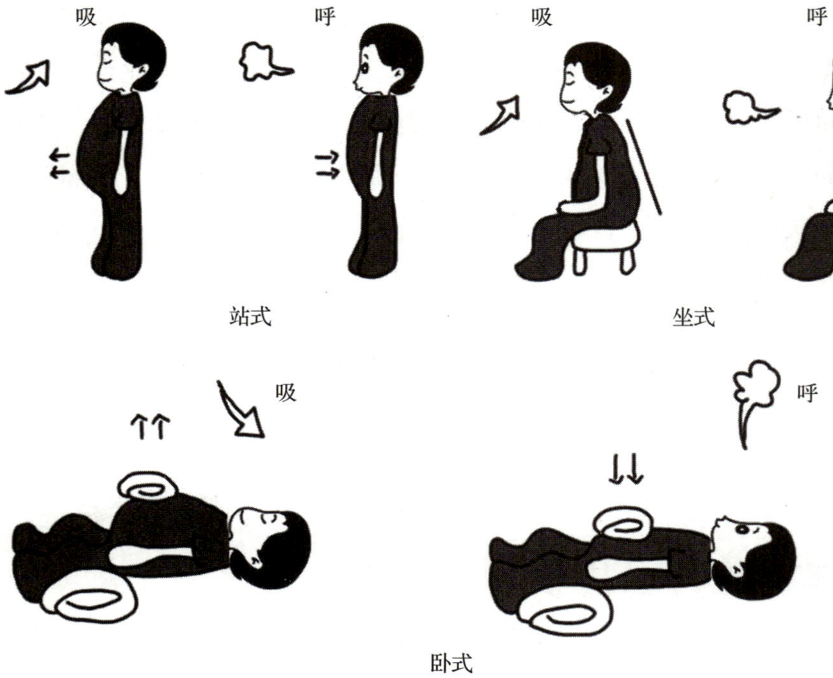

图 6－7　腹式呼吸运动法

2）向前弯曲运动法：坐在椅子上，背伸直，头向前下低至膝部，使腹肌收缩；慢慢上升躯干并由鼻吸气，扩张上腹部；胸部保持直立不动，将气由口慢慢吹出。

3）胸部扩张运动法：坐在椅上，将手掌放在左右两侧的最下肋骨上；吸气，扩张下肋骨，然后由口吐气，收缩上胸部和下胸部；用手掌下压肋骨，将肺底部的空气排出。

（5）饮食指导：少食蛋、牛奶、虾、蟹等易激发哮喘的食物。哮喘发作时，应吃清淡、易消化的食物，多饮水。

（6）指导患儿及其家长正确遵医嘱用药，不随意停药。

七、婴幼儿哮喘持续状态的急症治疗

（一）治疗关键

哮喘持续状态的治疗关键为解除哮喘痉挛状态，纠正缺氧及二氧化碳潴留，控制感染，维持水和电解质平衡。患儿出现哮喘持续状态，首先要立即脱离致敏的环境，给予低流量吸氧，而且尽量吸入湿润的氧气，防止气道干燥。同时需要输液，纠正患儿的脱水状况。一般每天输液 2 000 ～ 3 000 mL，可以促进气道分泌物变稀，有助于痰液的排出，同时可以纠正体内的脱水状况，以及防止代谢性酸中毒和水、电解质紊乱的情况发生。对于重症患者，还需使用受体激动剂和抗胆碱能药物，比如异丙托溴铵和沙丁胺醇进行雾化吸入治疗。

（二）加强监护

严重哮喘一旦被确定即需要急救治疗，住入重症监护室，监测临床表现、生命体征，如奇脉、血气、PEFR、用氧情况、治疗过程及用药情况等。重症哮喘能引起呼吸衰竭，如不及时纠正，还可并发心、脑、肝、肾等重要脏器功能衰竭，从而危及生命。此外，在插管进行机械通气时，还应警惕出现机械通气相关肺损伤。因此，若有条件，呼吸重症监护室（RICU）是最好的抢救场所。

（三）氧疗和机械呼吸

哮喘持续状态患儿处在缺氧状态，严重缺氧是哮喘患儿急性和非预料性死亡的重要原因。因此对于哮喘危重状态的患儿，应首先吸氧，常采用面罩吸氧，浓度以 40% 为宜，流量为 4 ～ 5 L/min，使 PaO_2 维持在 9.3 ～ 12.0 kPa（70 ～ 90 mmHg）。若氧疗效果不佳，应分析原因，比如有无肺炎、肺不张或大量分泌物存在，此时应清除痰液，保持呼吸道通畅。不主张用氧气罩，因为雾气不会到达下气道，反而会因雾气刺激哮喘患儿，导致病情加重。

婴幼儿哮喘持续状态很少应用机械通气，但如对有指征者应及时进行机械辅助通气。其指征为：持续严重的呼吸困难；呼吸音减低到几乎听不到哮鸣音及呼吸音；过度通气和呼吸肌疲劳使胸廓运动受限；意识障碍、烦躁或抑郁，甚至昏迷；吸入 40% 的氧气，发绀无改善，并且加重；$PaCO_2 > 8.6$ kPa（65 mmHg）。患儿病情好转后，应尽快拔管。

（四）紧急药物治疗

可使用糖皮质激素、抗胆碱药、氨茶碱、注射用 β 受体激动药进行治疗。对于重症哮喘患儿，不宜经口服或直接经定量吸入气雾剂（MDI）给药，因为此时患儿无法深吸气、屏气，也不能协调喷药与呼吸同步，可供选择的给药方式包括以下几种：

（1）持续雾化吸入：以高流量氧气（或压缩空气）为动力，雾化吸入 β2 受体激动药。

（2）借助储雾罐使用 MDI：给予 β2 受体激动药，每次两喷，必要时可在第 1 个小时内每隔 20 分钟重复一次。

（3）静脉或皮下给药：沙丁胺醇或特布他林皮下注射。

（五）维持水电解质平衡，纠正酸碱平衡失调

适当补充水分以保持血容量正常，但如过多液体输入可能会引起肺水肿。患儿严重哮

鸣时，由于存在明显胸内负压、较易在肺间质内蓄积液体，会导致小气道阻塞加重且由于哮喘急性期抗利尿激素分泌，如过多输液亦可出现低钠血症及水中毒。临床上常用 1/3 等张液体，最初 2 小时内给予 5 ～ 10 mL/kg，以后用 1/5 ～ 1/4 等张含钾液维持，见尿后补钾，一般每日液量为 50 ～ 120 mL/kg。

哮喘危重状态患儿常出现酸中毒。呼吸性酸中毒应以通气来纠正，代谢性酸中毒常可用吸氧及补液纠正。由于酸中毒可使气道 β 受体激动药效应下降，因此酸中毒如无明显呼吸道梗阻可用碳酸氢钠。5% 碳酸氢钠（mL）=BE（碱剩余）× 体重（kg）×0.5，先用 1/2 ～ 2/3，以等量的 5% ～ 10% 葡萄糖液稀释，30 分钟滴完。4 ～ 6 小时后再给予余量，24 小时用量小于 6 ～ 8 mmol/kg。

（六）抗生素的应用

抗生素可用于合并细菌感染时，但对哮喘持续状态的缓解过程及其他并发症无明显改善作用。可以使用抗生素，但抗生素的使用不能泛滥，除非有证据表明患者存在肺部细菌性感染，否则不提倡常规使用抗生素。另外，也应对危重哮喘并发症或伴发症进行预防及处理，包括心律失常、颅内高压、脑水肿、消化道出血等。

（七）对症处理

1. 镇静

（1）建议用水合氯醛，其他镇静剂应慎用或禁用。

（2）维持重要器官功能，如心、脑、肝、肾功能等，如确有心力衰竭，可用洋地黄制剂，否则少用或不用 α 受体拮抗药。

2. 肝素的应用

哮喘持续状态常伴有高凝状态，可考虑应用肝素。小剂量 200 ～ 300 U/（kg · d），分 2 ～ 3 次皮下注射，也可超声雾化。

第五节　新生儿窒息

一、新生儿窒息的概念与分类

新生儿窒息（asphyxia of newborn）是指胎儿因缺氧发生宫内窘迫，或娩出后在 1 分钟内表现出无呼吸仅有心跳，或未建立正规呼吸运动（表现为呼吸不规则、间歇呼吸）的缺氧状态。新生儿窒息是引起新生儿伤残和死亡的主要原因，需要争分夺秒地抢救。新生儿窒息多为胎儿窒息（宫内窘迫）的延续。窒息的本质是缺氧，凡是造成胎儿或新生儿血氧浓度降低的任何因素均可引起窒息，包括孕母、胎盘、脐带、分娩及胎儿等因素。

根据窒息的程度，可将新生儿窒息分为轻度和重度两个阶段，两个阶段可以相互转化。轻重度的评估往往采用 Apgar 评分进行，即出生后 5 分钟评分，有助于诊断及判断预后。

（1）轻度窒息。轻度窒息又称青紫窒息，Apgar 评分为 4 ～ 7 分。患儿全身皮肤呈青紫色，呼吸表浅或不规律，心跳规则、强而有力，心率常减慢（80 ～ 120 次 / 分），肌肉有强度，对外界刺激有反应，喉反射存在，若不及时治疗，可转变为重度窒息。

（2）重度窒息。重度窒息又称苍白窒息，Apgar 评分为 0 ～ 3 分，患儿皮肤苍白，指（趾）端及口唇暗紫，无呼吸或仅有喘息样微弱呼吸，心跳不规则，心音少于 80 次 / 分，喉反射消失，肌肉张力松弛，对外界刺激无反应，如不及时抢救可致死亡。

二、新生儿窒息的临床特点

各器官受损，表现为窒息、缺氧缺血造成多器官性损伤，但发生的频率和程度常有差异：

（1）中枢神经系统：主要是缺氧缺血性脑病和颅内出血。

（2）呼吸系统：羊水或胎粪吸入综合征，肺出血和持续肺动脉高压或呼吸窘迫综合征等。

（3）心血管系统：轻症时有传导系统和心肌受损，严重者出现心源性休克和心力衰竭。

（4）泌尿系统：肾功能不全、肾衰竭及肾静脉血栓形成等。

（5）代谢方面：常见低血糖或高血糖、低钠血症和低钙血症等。

（6）消化系统：有应激性溃疡和坏死性小肠结肠炎等。

（7）血液系统：DIC（弥散性血管内凝血，常在出生后数小时或数天内出现），血小板减少（骨髓缺血性损伤可致骨髓抑制，5 ～ 7 天后可逐渐恢复）。

缺氧还导致肝葡萄糖醛酸转移酶活力降低，酸中毒更可抑制胆红素与白蛋白结合而使黄疸加重。

三、新生儿窒息的处理原则

（1）凡估计胎儿出生后可能发生新生儿窒息者，分娩前应做好抢救准备工作，如氧气、保暖物品、急救药品及器械等。抢救必须及时、迅速、轻巧和避免发生损伤。

（2）胎头娩出后及时用吸引管或手挤压法清除鼻咽部分泌物、羊水等，胎儿娩出后，取头低位，在抢救台继续用吸痰管清理呼吸道的黏痰和羊水。如效果不佳，可配合医生采取气管内插管吸取。动作要轻柔，避免负压过大损伤咽部黏膜引起不良反应。

（3）保暖，吸氧，必要时进行人工呼吸。

（4）卧位姿势按具体情况而定，若无产伤，新生儿娩出后以右侧卧位为主。

（5）按医嘱纠正酸中毒，给予5%碳酸氢钠3～5 mL/kg加25%葡萄糖液10 mL脐静脉缓慢注入，必要时重复给药。

（6）采用胸外心脏按压方法，新生儿仰卧，用食指、中指有节奏地按压胸骨中段，每分钟100～120次，每次按压后放松，使胸骨变位，心脏扩张，按压与放松时间大致相同。

（7）适当延迟哺乳，必要时遵医嘱给予静脉补液以维持营养及抗生素预防感染等。

（8）对产妇做好心理护理，在适当的时间将新生儿的情况告诉产妇，争取产妇合作。

四、新生儿窒息的处理程序

（一）复苏的程序

复苏方案采用国际公认的ABCDE复苏方案：A（airway）——清理呼吸道，保持气道通畅；B（breathing）——建立呼吸，增加通气；C（circulation）——维持正常循环，保证足够心搏出量；D（drugs）——药物治疗；E（evaluation）——评价。其中前三项最重要，A是根本，B是关键，C是重要手段，评价贯穿于整个复苏过程。呼吸、心率和经皮氧饱和度是窒息复苏评估的三大指标，在复苏过程中一直遵循评估→决策→措施的程序，如此循环往复，直到完成复苏。最初复苏步骤要求在出生后短时间内完成。

1. A：清理呼吸道，保持气道通畅

（1）新生儿娩出后，立即将其置于预热的开放式抢救台上，设置腹壁温度为36.5℃。

（2）立即吸净口、咽、鼻及气道分泌物。

（3）用温热干毛巾擦干头部及全身，减少散热。

（4）摆好体位，肩部以布卷垫高2～2.5厘米，使颈部轻微仰伸。

2. B：建立呼吸，增加通气

（1）触觉刺激：用手轻轻拍打足底和按摩婴儿背部来促使呼吸出现。

（2）正压通气：经触觉刺激如无自主呼吸建立或心率每分钟小于100次，应立即用呼吸囊加压给氧，通气频率为每分钟40～60次。

（3）经口气管插管：正压通气15～30秒后如无规律性呼吸，或心率每分钟小于100次，须进行经口气管插管正压通气。

3. C：维持正常循环，保证足够心搏出量

（1）经口气管插管正压通气 30 秒后，若心率每分钟仍小于 60 次，则在继续正压人工呼吸下进行胸外心脏按压。

（2）胸外心脏按压方法：

1）环抱－拇指法：操作者双手拇指按压胸骨，根据新生儿体形不同，双拇指重叠或并列，双手环抱胸廓支撑背部。

2）双指法：右手食指、中指指尖放在胸骨上，左手支撑背部。

应注意：胸外心脏按压深度为胸廓前后径的 1/3；胸外心脏按压与正压通气比为 3∶1（每分钟胸外心脏按压 90 次＋正压通气 30 次）。

4. D：药物治疗

（1）迅速建立有效的静脉通路。

（2）保证药物的应用：

1）1∶10 000 肾上腺素：首选经静脉 0.01 ～ 0.03 mg/kg，其次为经气管内 0.05 ～ 0.1 mg/kg 快速推注。

2）扩容药：当明确或高度怀疑失血，或有效复苏后心率恢复不理想时，可用 10 mL/kg 生理盐水，以大于 10 分钟缓慢静脉注射来扩充血容量。

5. E：评价

在抢救的过程中，每操作一个步骤的同时，均要评价患儿的情况，然后决定下一步操作。

（二）复苏后处理

1. 复苏后监护

（1）患儿取侧卧位，床边备吸引器。

（2）密切监护患儿神志、肌张力、体温、呼吸、心率、血氧饱和度、血压、尿量和皮肤颜色。

（3）及时准确填写护理记录单。

（4）整个复苏过程中注意患儿保暖，将其置于远红外保暖台上。

（5）患儿病情稳定后置暖箱中保暖，维持患儿肛温为 36.5 ～ 37.5℃。

2. 复苏后预后

评估和监测呼吸、心率、血压、尿量、肤色、经皮氧饱和度及窒息所致的神经系统症状等，注意维持内环境稳定，控制惊厥，治疗脑水肿。

（三）复苏中药物治疗

1. 肾上腺素

经胸外心脏按压 30 秒后，如心率小于 80 次 / 分，应立即给予 1∶10 000 肾上腺素 0.1 ～ 0.3 mL/kg 静脉注射或气管内注入，5 分钟后可重复 1 次。

2. 扩容药

给药 30 秒后，如心率小于 100 次 / 分，并有血容量不足表现，给予全血、血浆、5% 人血白蛋白或生理盐水等，剂量为每次 10 mL/kg，于 5 ～ 10 分钟及以上静脉输注。

3. 碳酸氢钠

经上述处理效果不明显，确定或考虑有代谢性酸中毒时，可给予 5% 碳酸氢钠 3 ～ 5 mL/kg，加等量 5% 葡萄糖注射液，缓慢静脉推注（大于 5 分钟）。

4. 多巴胺或多巴酚丁胺

剂量为 5 ～ 20 μg/（kg · min），静脉滴注。多巴胺的作用与剂量大小有关，使用时应从小剂量开始，根据病情逐渐增加剂量，最大不超过 20 μg/（kg · min）。多巴酚丁胺是多巴胺的衍生物，能增强心脏的收缩力、增加心排血量，但不增快心率，不影响周围血管的扩张和收缩。

5. 纳洛酮

纳洛酮用于产前 4 ～ 6 小时用过吗啡类麻醉或镇痛药所致新生儿呼吸抑制时，每次 0.1 mg/kg，静脉或气管内注入，间隔 0.5 ～ 1 小时可重复 1 ～ 2 次。

第六节　感染性休克

一、感染性休克的概念与分类

感染性休克又称败血症休克或脓毒性休克，是机体对病原微生物及其毒性产物的炎症免疫反应失控，引起循环及微循环功能紊乱，最终导致细胞代谢与脏器功能障碍的全身循环衰竭综合征。在感染性休克发生过程中，可发生低血容量性休克、心源性休克、弥散性血管内凝血、多器官功能障碍综合征等。

根据感染性休克的血流动力学，可将其分为高动力循环型（高排低阻型休克、暖休克）与低动力循环型（低排高阻型休克、冷休克）。根据感染性休克的病情发展，可将其分为休克代偿期、休克失代偿期、休克不可逆期。根据病情程度，可将其分为轻度、重度。根据病因，可将其分为原发性休克与继发性休克。

二、感染性休克的临床特点

（一）休克早期

机体应激产生大量儿茶酚胺，可引起交感神经兴奋症状：出现寒战、高热，个别严重病人可有体温不升反降的表现，血压正常或稍偏低，但脉压差小，面色苍白，皮肤湿冷，眼底检查可见动脉痉挛，唇、指轻度发绀，神志清醒但表现出烦躁不安，呼吸深而快，尿量减少，部分病人初期可表现为暖休克，如表 6－2 所示。

表 6－2　休克早期临床表现

名称	表现
神志改变	烦躁不安
皮肤、黏膜	缺血苍白、湿冷
呼吸	呼吸深而快
循环	心率增快（首要表现）、血压正常、脉压差小
面色	苍白、口唇发绀

（二）休克中期

休克中期主要表现为低血压和酸中毒。收缩压下降至 10.6 kPa（80 mmHg）以下者，呼吸表浅且快、心率快、心音低钝、皮肤湿冷且可见花斑、烦躁不安或嗜睡、尿量减少、表浅静脉萎陷、抽取的血液极易凝固，如表 6－3 所示。

表 6－3　休克中期临床表现

名称	表现
神志改变	烦躁不安或嗜睡
皮肤、黏膜	皮肤湿冷且可见花斑
呼吸	呼吸表浅且快
循环	心率快、心音低钝、表浅静脉萎陷、抽取的血液极易凝固
尿量	减少

（三）休克晚期

休克晚期可出现弥散性血管内凝血和多器官功能衰竭，如表 6－4 所示。

表 6－4 休克晚期临床表现

名称	表现
神志改变	淡漠转至昏迷
皮肤黏膜	发冷、发绀或有花斑
循环	血压进行性下降，脉搏细速，循环衰竭，毛细血管无血流
器官衰竭	心、脑、肺、肾灌注不足，细胞受损甚至死亡
尿量	少尿

三、婴幼儿感染性休克的急症治疗

（一）现场急救

（1）让患儿躺下，取平卧位，不用枕头，头偏向一侧，以防其呕吐物反流入气道。

（2）如果是心源性休克同时伴有心力衰竭的患儿，气急不能平卧时，应采用半卧位。

（3）垫高或托起患儿双腿约 20 ～ 30 厘米，如有下肢骨折，需要先固定骨折部位。

（4）畅通气道，解开患儿颈、胸部和腰部过紧的衣物。

（5）为保持体温，用急救毯裹住或用衣物盖住患儿身体保暖；若患儿感到口渴，可用水湿润其嘴唇及口腔，不可喂水或给患儿饮食。

（6）安慰、守护好患儿，尽量不要随意搬动。

（7）每 10 分钟检查及记录呼吸、脉搏及反应程度，必要时施行心肺复苏术。

（8）及时寻求帮助，快速送往医院。

（二）院内急救

紧急处理休克的同时，积极治疗原发病，应迅速通过病史、体征和实验室检查确定引起患儿休克的原因，针对病因进行治疗。

1. 一般处理

（1）休息。取平卧位，不用枕头，腿部抬高 30°，如为心源性休克同时伴有心力衰竭的患儿，气急不能平卧时，可采用半卧位。注意保暖和保持环境安静。尽量不要搬动患儿，如必须搬动，则动作要轻。

（2）吸氧和保持呼吸道畅通。对危重患儿，根据动脉 PCO_2、PO_2 和血液 pH 给予鼻导管或气管内插管给氧。

（3）建立静脉通道。如果周围静脉萎陷而穿刺有困难，可考虑做锁骨下或上静脉及其他周围大静脉穿刺插管，亦可做周围静脉切开插管。

（4）尿量观察。尿量是反映生命器官灌注是否足够的最敏感指标。休克患儿宜置入导尿管以测定每小时尿量，如无肾病史，少尿或无尿可能是因心力衰竭或血容量未补足而导致的灌注不足，应积极查出原因加以治疗，直到观察到尿量超过 20 ～ 30 mL/h。

（5）周围血管灌注。由于血管收缩首先表现在皮肤和皮下组织，良好的周围灌注表示周围血管阻力正常。皮肤红润且温暖表示小动脉阻力降低，可见于某些感染性休克的早期和神经源性休克。皮肤湿冷、苍白表示血管收缩，小动脉阻力增高。但皮肤血管收缩状态仅提示周围阻力的改变，并不完全反映肾、脑或胃肠道的血流灌注，如病情严重，可根据具体情况切开或穿刺周围静脉，在腔静脉近右心房放入漂浮导管测得中心静脉压，进而测量肺动脉压及肺模嵌压、心排血量，根据测出的结果进行相应治疗措施的血流动力学监测。

2. 支持治疗

严密监护并记录患儿的心率、血压、中心静脉压、体温、呼吸频率、皮肤颜色、尿量等与休克有关的指标，做有关的必要化验检查，及时发现病情变化，修改治疗方案。注意保温、供氧，保持呼吸道通畅，及早给氧，可面罩或头罩给氧，氧流量要足够大。

3. 监护

（1）密切观察患儿生命体征变化，定时监测脉搏、呼吸、血压和体温。护士应视患儿病情每 15 ～ 30 分钟测脉搏和血压 1 次，病情稳定后改为 1 ～ 2 小时 1 次。每 2 ～ 4 小时测肛温 1 次，对体温低于正常者要保温，对高热者要降温。

（2）观察患儿意识状态、神志的变化，及早发现。若原来烦躁的患儿突然嗜睡，或已经清醒的患儿又突然沉闷，表示病情恶化；反之，由昏睡转为清醒、烦躁转为安稳，表示病情好转。

（3）注意患儿四肢皮肤的温度及色泽，如有面色苍白、甲床青紫、肢端发凉、出冷汗等微循环障碍、休克的表现，应及时与医生联系。

四、感染性休克主要护理风险

（1）组织灌注量不足与微循环障碍有关。

（2）体温骤升或不升与严重感染有关。

（3）营养失调，低于机体需要量，与代谢加快及长时间禁食有关。

（4）有感染的危险，与病毒的传播途径有关。

第七节 过　　敏

一、过敏的概念

过敏是指已免疫的机体在再次接受相同物质的刺激时所发生的反应。其特点是发作迅速、反应强烈、消退较快，有明显的遗传倾向和个体差异。生活中，人们常会看到这样一些现象，有的人吃了鱼、虾等食物后，会发生腹痛、腹泻、呕吐，或是皮肤奇痒难忍；有的人吸入花粉或尘土后，会发生鼻炎或哮喘；有的人注射青霉素后会发生休克。这些都是过敏反应的表现。

引起过敏反应的物质叫作过敏原，如花粉、室内尘土、鱼、虾、牛奶、蛋类、青霉素、磺胺、奎宁等。有些人接触到过敏原时，在过敏原的刺激下，由效应 B 细胞产生抗体。有些抗体吸附在皮肤、呼吸道或消化道黏膜以及血液中某些细胞的表面。当相同的过敏原再次进入机体时，就会与吸附在细胞表面的相应抗体结合，使上述细胞释放出组织胺等物质，引起毛细血管扩张、血管壁通透性增强、平滑肌收缩和腺体分泌增多等。上述反应如果发生在皮肤，则出现红肿、荨麻疹等；如果发生在消化道，则出现呕吐、腹痛、腹泻等。个别病情严重的，可因支气管痉挛、窒息或过敏性休克而死亡。

婴幼儿时期，90% 的食物过敏与牛奶、鸡蛋、大豆、小麦、花生、鱼、虾、坚果类等食物有关。花生、坚果类过敏可持续数年，甚至延续到成年后。

二、过敏的机制

（一）致敏阶段

过敏原进入机体后可选择诱导过敏原特异性 B 细胞产生抗体应答，此类抗体与肥大细胞和嗜碱性粒细胞（皮肤、呼吸道或消化道黏膜以及血液中的某些细胞，其中肥大细胞分布于皮下小血管周围的结缔组织中和黏膜下层，而嗜碱性粒细胞主要分布于外周血中）的表面相结合，而使机体处于对该过敏原的致敏状态。通常这种致敏状态可维持数月或更长，如果长期不接触该过敏原，致敏状态可自行逐渐消失。

（二）激发阶段

这是指相同的过敏原再次进入机体时，通过与致敏的肥大细胞和嗜碱性粒细胞表面的抗体特异性结合，使这种细胞释放生物活性介质的阶段。在这个阶段中，释放的生物活性介质除了组胺以外，还可以是前列腺素 D2、白三烯、血小板活化因子等，但它们的作用相似，都可引起平滑肌收缩、毛细血管扩张和通透性增强、腺体分泌物增多。

（三）效应阶段

这是指生物活性介质作用于效应组织和器官，引起局部或全身过敏反应的阶段。根据反应发生的快慢和持续的时间长短，可分为早期相反应和晚期相反应两种类型。早期相反应主要由组织胺引起，通常在接触过敏原数秒内发生，可持续数小时。晚期相反应由白三烯、血小板活化因子等引起，在过敏原刺激后 6 ～ 12 小时发生反应，可持续数天。

三、过敏的临床症状

（一）皮肤过敏反应

皮肤过敏反应主要反映在脸部、嘴、胸部、足或手等处，有发热、刺痛等感觉，常见的有瘙痒、荨麻疹、皮肤红肿，以及脸部、颈部、双手、双脚和（或）舌头的水肿等；还会有丘疹或风团，风团会在 24 小时内消退；有的还会长红斑，出现多种形态的皮损、小疙瘩、小水疱，水疱破溃以后会出现流水的情况。这些都是皮肤过敏的一些常见表现。

（二）全身过敏反应

一般症状有瘙痒流泪、头痛流涕、濒死感。若评估发现有休克、呼吸窘迫或意识减退等征象，提示严重过敏反应。

（1）呼吸道阻塞症状：喉部和胸部发闷，伴有咳嗽、呼吸加快且费力、呼吸音增粗、声音嘶哑（失声）、喘鸣音，甚至无须借助听诊器就可闻及呼气时有哮鸣音。

（2）微循环障碍症状：心慌、面色苍白、烦躁不安、畏寒、冷汗、心率增快、脉搏微弱及血压下降等。

（3）中枢神经系统症状：脑部缺氧所致，表现为意识减退和（或）丧失、昏迷、抽搐及大小便失禁等。

（三）血清病样反应

本病早期的临床症状一般由局部开始，逐渐向全身其他部位发展，出现荨麻疹样风团、紫癜样皮疹或麻疹样皮疹，体温渐升高至 38 ～ 39°C，继而可出现全身性淋巴结肿大，肿大的淋巴结质软，有压痛。大部分患者有关节痛，但发生关节炎的机会极少。部分患者还可有面、眼睑及手足末端水肿，尤其儿童患者多见，但极少有喉头水肿表现。个别患儿在发热的同时有腹痛、恶心、呕吐等表现。

（四）血液病样反应

血液病样反应类型的区分主要取决于血象检验的改变，如颗粒性白细胞减少或缺乏症、血小板减少症、再生障碍性贫血、溶血性贫血及巨幼红细胞性贫血等。患儿会精神疲倦，身体日渐虚弱；抵抗力会变差，比如总是出现感冒或是感冒的时间过长，还会有发烧的情况；会有头晕、眼花、头痛、心悸等症状；面色会比较苍白，看起来没有血色，显得比较虚浮；毛发会变得干枯，指甲还会塌陷，容易折断，皮肤会很干燥；皮肤有皮下出血的情况，会出现瘀斑和斑块，当遇到轻微的刮伤时就会出血不止。

（五）药物过敏反应

药物过敏反应一般应具有较典型的过敏性症状或体征。常见的有固定型药疹、大疱性表皮松解症、剥脱性皮炎型药疹、湿疹皮炎型药疹、多形红斑及重症多形红斑药疹、光敏感性药疹等。Ⅰ型过敏者往往有皮疹、皮痒、喷嚏、流涕、哮喘发作，甚至全身水肿、血压下降、休克等。Ⅱ型过敏者常有贫血、出血、紫癜等。Ⅲ型过敏者有发热、淋巴结肿大、关节肿痛、肾脏损害等。Ⅳ型过敏者常有湿疹、固定的疱疹、周界清楚的皮肤色素沉着等。

四、过敏的现场急救

（1）及时让患儿脱离过敏原现场，询问患儿或家长接触了什么物质或药品，观察有无呼吸窘迫或休克（低灌注）症状，进行必要的体格检查。

（2）在做初期评估的同时早期给氧，患儿接触过敏物质，但无哮鸣或无呼吸窘迫体征或低血压的存在，则无须接受肾上腺素治疗。

（3）若表现为气道 / 呼吸系统受累，或者随着过敏反应的发展，表现出气道 / 呼吸系统受累，则按呼吸道管理原则处理。

（4）若患儿状况持续恶化，意识持续减退，呼吸困难增加，血压降低，甚至心跳和呼吸骤停，应及时启动基本心血管生命支持程序，立即应用肾上腺素，积极治疗休克（低灌注），必要时行心肺复苏、体外除颤，提供支持护理以及转运等。

五、常见的过敏情况

（一）蜂蜇伤

蜂蜇伤是指蜜蜂或黄蜂尾部的毒刺刺入人体，其毒汁进入皮肤之后，轻者引起局部或全身过敏样反应，重者引起局部和（或）全身的中毒反应。

1. 临床症状

（1）局部出现淤点、红肿、水疱、风团和剧烈的疼痛或剧痒，蜇伤部位常有毒刺遗留。

（2）若多次被蜇伤或被群蜂同蜇，则可引起大面积肿胀，严重时可出现组织坏死，或伴有全身中毒症状，如头痛、头晕、发热、恶心等。

（3）被大黄蜂（俗称马蜂）蜇伤，因其毒性强，可引起被蜇者昏迷、抽搐、休克，甚至致心肌及呼吸麻痹而死亡。

2. 护理措施

（1）立即拔出皮内的毒刺，紧急时可用手将四周皮肤捏起，把毒汁挤出。用肥皂水或3%～5%的小苏打水清洗伤口。若为大黄蜂蜇伤，因其毒液为碱性，可用醋冲洗，用冰袋外敷，或涂搽地塞米松乳膏，也可涂3%的淡氨水，有止痛作用。

（2）若为大黄蜂蜇伤，毒汁进入人体可引起皮肤变性坏死，应立即到医院就医。毒汁中因含有组胺、5-羟色胺及乙酰胆碱等活性物质，可以引起内脏的损害，特别是心肌、肾、胃肠均可受损。若出现全身中毒症状，应立即送医院急救。

（二）食物过敏症

食物过敏多数是由牛奶、蛋清、花生、小麦、黄豆、坚果、贝类、谷类、色素等过敏原引起的。它是免疫系统对某一特定食物产生的一种不正常的免疫反应，免疫系统会对此种食物产生一种特异性免疫球蛋白，当此种特异性免疫球蛋白与食物结合时，会释放出许多化学物质，造成过敏症状。根据进食与出现症状间隔时间的长短，可分为速发型食物过敏和迟发型食物过敏。速发型食物过敏通常发生在进食含有过敏原的食物之后2小时内，症状一般较重，严重者甚至可能引起过敏性休克。迟发型食物过敏一般发生在进食后数小时或者数天后，症状相对较轻。

1. 临床症状

食物过敏的症状有胃痉挛、腹泻、恶心、喉咙发痒、起疹子等，严重的会引起呕吐、脸及舌头肿胀、呼吸道充血甚至晕厥。

（1）胃肠道症状：恶心、呕吐、腹痛、腹胀、腹泻、黏液样或稀水样便，有的还会出现过敏性胃炎及肠炎等。

（2）皮肤症状：皮肤充血、湿疹、瘙痒、荨麻疹、血管性水肿。这些症状最容易出现在面部、颈部、耳部等部位。

（3）神经系统症状：头痛、头晕等，严重者会发生血压急剧下降、意识丧失、呼吸不畅甚至是过敏性休克。

2. 预防措施

由于引起食物过敏的因素和引发的症状具有差异性，因此预防食物过敏的方法各不相同。主要有以下几点：

（1）完全不摄入含致敏物质的食物。

（2）通过加热破坏生食品中的过敏原，也可添加某种成分改善食品的理化性质、物质成分，从而达到去除过敏原的目的。

（3）采用脱敏疗法，服用含有过敏原食物的千分之一或万分之一，如果没有症状发生，则可以逐天或者逐周增加食用量。

（4）如过敏、红肿不严重，则可以口服激素、氯苯那敏（扑尔敏）、阿司咪唑（息斯敏）等抗过敏药物。

（三）接触过敏性皮炎

接触过敏性皮炎起病较急，有瘙痒、烧灼或胀痛感，严重者有发热、畏寒、头痛、恶心等全身反应，应及时寻找病因、脱离接触原、对症处理。引起接触性皮炎的物质很多，按其致病机制分为原发性刺激物和致敏物。但有时很难区分二者与所致疾病的关系，有些物质在低浓度时为致敏物，而在高浓度时则有毒性和刺激性。按其来源可分为动物性、植物性及化学性三大类。

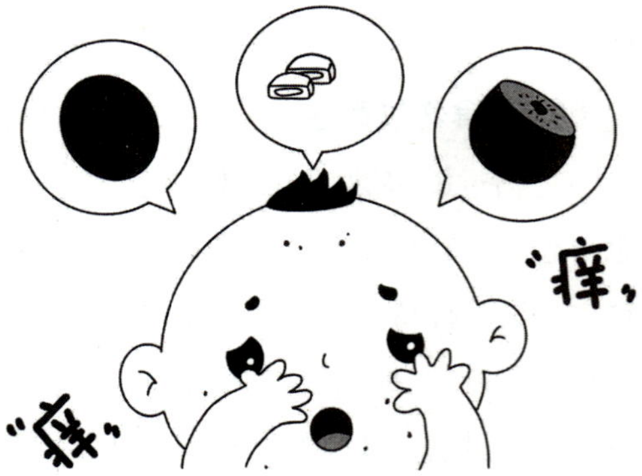

（1）动物性：动物的毒素、昆虫的毒毛及分泌物，如毛虫、皮革或羽绒制品等。

（2）植物性：常见者有漆树、荨麻、除虫菊、橡树、银杏、芒果、补骨脂、猫眼草等。

（3）化学性：这是接触性皮炎的主要致病因素，多数属于变态反应性，少数属于原发性刺激。主要有化妆护肤产品、皮革、塑料及橡胶制品、油彩染发液、汞制剂、杀虫剂、除胶剂、油漆、燃料、磺胺药和抗生素等。

1. 临床症状

（1）可见红斑、丘疹、丘疱疹，甚至水疱、大疱，疱壁紧张，内容清亮，水疱破后形成糜烂面，偶可发生组织坏死。如发生于眼睑、口唇、包皮、阴囊等处，则肿胀明显，表面光亮，皮肤纹理消失，边缘不清。

（2）皮炎的部位及范围与接触面一致，界线明显；若搔抓等，可将接触物带至身体其他部位，发生相似的皮疹。机体高度敏感时，皮炎蔓延且范围广泛。

（3）若长期反复接触致敏物或急性期处理不当，可转为亚急性或慢性皮炎而呈红褐色苔藓样改变或湿疹样改变。有瘙痒、烧灼或胀痛感，严重病例有发热、畏寒、头痛、恶心等全身反应。

2. 护理措施

积极寻找病因，脱离接触原或致敏物，及时对症处理。

（1）急性期。选用炉甘石洗剂外擦，渗出多时，可用生理盐水或3%硼酸溶液做冷湿敷。

（2）亚急性期。可选用含糖皮质激素的糊剂或氧化锌油。

（3）慢性期。选用糖皮质激素软膏。有感染时，选用含抗生素的软膏。

（4）全身治疗。口服抗组胺药和维生素C，静脉注射10%葡萄糖酸钙；重症病例可短期应用糖皮质激素；若有继发感染，加用抗生素。

第八节　癫痫发作和癫痫

一、癫痫发作和癫痫的概念

癫痫发作是大脑神经元异常放电引起的突然的、短暂的症状或体征，因累及的脑功能区不同，临床可有多种表现，包括意识、运动、感觉异常，精神及自主神经功能障碍。癫痫（epilepsy）是婴幼儿最常见的神经系统慢性疾病，是癫痫反复发作，由此引起神经生物学、认知、心理学及社会方面后果的一种脑部疾病。

癫痫发作和癫痫是两个不同的概念，癫痫发作是指发作性皮质功能异常所引起的一组临床症状，癫痫是指临床呈长期反复性发作的疾病过程。

据国内多次大样本调查，我国60%的癫痫患者首次发病于婴幼儿时期。长期、频繁或严重的发作会导致进一步脑损伤，甚至造成持久性精神障碍。

二、癫痫的病因和发病机制

（一）遗传因素

多数为单基因遗传，神经细胞膜的离子通道受病理基因影响，降低发作阈值引起癫痫发作。

（二）病变因素

癫痫与脑内器质性、结构性病变有关。常见病因如下：

（1）先天性脑发育畸形，如脑穿通畸形、神经皮肤综合征等。

（2）围生期病理因素，如产伤、缺氧窒息、颅内出血、胎盘早剥。

（3）感染性疾病，如脑膜炎、脑炎、巨细胞病毒感染、弓形体病等。

（4）代谢紊乱，如水、电解质紊乱，低血糖。

（5）外伤因素，如硬膜下血肿、脑挫伤、颅骨骨折。

（6）中毒，如类固醇、异烟肼等药物中毒，铅中毒等。

（7）颅内占位病变，如颅内肿瘤、寄生虫、原虫、脓肿等。

（8）脑血管病变，如脑动脉炎、血管畸形、烟雾病等。

（9）神经纤维病变，如各种脱髓鞘病。

（10）全身感染伴发的中毒性脑病。

（三）诱发因素

电视荧光、特殊声音、发热、失眠、情绪紧张、饥饿及劳累等因素均可诱发癫痫。

三、癫痫的临床表现

（一）癫痫发作

由于病灶起源部位不同，癫痫发作临床表现也有所不同。可将癫痫发作分为局灶性发作与全身性发作两大类型。

1. 局灶性发作

由大脑局灶性功能障碍引起，临床症状和脑电图异常均以局部开始。

（1）简单部分性发作。不伴意识障碍，可表现为运动性、感觉性、自主神经性症状和精神症状，发作时间平均为 10 ～ 20 秒。临床以局灶性运动性发作最常见，表现为面、颈、四肢某部分的强直或阵挛性抽动，头、眼持续同向偏斜。部分患儿局灶性发作后，可出现抽动部位的暂时性瘫痪，称为托德麻痹。

（2）复杂局灶性发作。可以从简单部分性发作开始，随后出现意识障碍、发作性感知障碍、梦样状态等，常有自动症及精神、情感异常。部分继发全身性发作，表现为发作开始时为部分性发作，意识未丧失；发作过程中逐渐丧失意识，发作涉及的部位逐渐扩大，可继发全身性发作。

2. 全身性发作

全身性发作为两侧大脑半球出现神经元过度放电所致，发作时均有意识丧失，症状涉及全身。

（1）强直阵挛发作。又称大发作，临床最常见。发作时患儿突然意识丧失，全身肌肉剧烈地强直性收缩，四肢伸直，躯体极度伸展呈角弓反张，因呼吸肌的强直收缩可发出尖叫声，呼吸暂停，发绀，常有舌咬伤、尿失禁发生。强直症状持续数秒至数十秒后进入阵挛期，肢体或全身肌肉呈节律性抽搐，口吐白沫，持续 1 ～ 5 分钟逐渐停止。缓解后常伴嗜睡、头痛、烦躁、乏力等现象。

（2）失神发作。发作时患儿突然丧失意识，双眼凝视，正在进行的动作突然中断，表情呆滞。一般持续数秒至数十秒恢复正常，但对发生情况无记忆。失神发作可每天发生多次。

（3）失张力发作。突然发生肌张力短暂性丧失，不能维持原有的姿势，同时伴有意识障碍。有时在摔倒在地后意识已经恢复，可立即站起。

（4）肌阵挛发作。全身肌肉或局部骨骼肌突然快速有力地收缩，时间不超过 0.2 秒，如突然点头、身体前倾、两臂抬起等，严重者可跌倒。缓解后可迅即恢复发作前状态。

（5）阵挛发作。发作时表现为肢体及躯干呈节律抽动。婴儿痉挛最常见，可表现为点头、伸臂、弯腰、踢腿等。

（二）癫痫综合征

部分患儿具有同组相似的症状与体征，属于同一种特殊癫痫综合征。

1. 良性癫痫

良性癫痫起病年龄在 2 ～ 14 岁，发病高峰年龄为 9 ～ 10 岁，一般都在 19 岁前停止发作。多数患考在入睡后不久或清晨刚醒时发作，常为口咽发作，表现为唾液增多，喉头咕咕作响，口唇及舌抽动，下颌关节挛缩，不能张口，不能说话，舌僵硬，不能吞咽，有窒息感，肢体抽搐可限于一侧，也可同侧上下肢抽动，常伴有躯体感觉障碍。患者发作时未丧失意识，可有不同程度的意识障碍，若继发全身发作，则意识完全丧失。本病发病有明显的遗传因素，用药物控制效果良好，但仍有 2% 以下的病例可继续癫痫发作。

2. 失神癫痫

起病年龄在 3 ～ 13 岁，高峰在 6 ～ 7 岁，有明显的遗传倾向，女孩较男孩多见，诱因有过度换气、情绪及注意力改变等。临床特点为频繁失神发作，每日数次至上百次，每次失神发作短暂，有短暂的意识丧失，突然开始、突然结束，持续时间短暂，多数历时 8 ～ 10 秒，发作时正在进行的活动中断，双目凝视、眼球短暂上翻，常伴有轻微的震颤，出现失张力，或强直，或自动症，也可单纯地表现为意识障碍。发作后可继续原来的动作。患者无任何异常感觉。预后多良好，用药物容易控制。

3. 婴儿痉挛

婴儿痉挛也称 West 综合征，1 岁内起病，出生后 4 ～ 7 个月为高峰，男孩较女孩多见。发作形式特殊，为一连串的肌阵挛发作。屈曲性发作常表现为突然头与躯干前屈，呈点头状；连续几次至几十次的伸展性发作表现为角弓反张，肢体频繁颤动，在入睡不久和刚醒时加重。部分患儿可表现为混合性发作。若患儿病前已有脑损伤，则治疗效果差。常合并严重的智力倒退或运动发育滞后，脑电图背景波异常，有持续高幅不同步、不对称的慢波，若有尖波、棘波或多棘波，称为高度失控或高峰节律紊乱。若患儿病前无明显脑损伤，早期接受治疗后，约 40% 患儿的智力与运动发育可基本正常。

（三）癫痫持续状态

一次癫痫发作持续 30 分钟以上，或反复发作期间意识不能完全恢复达 30 分钟以上者，称为癫痫持续状态（status epilepticus）。临床多见强直－阵挛持续状态，颅内外感染均可引起。癫痫持续状态是儿科急症，需要及时处理，尽快控制发作。

四、癫痫发作的现场急救

癫痫发作时，应注意患儿的体位和护理风险防范：

（1）取平卧位，头偏向一侧，松解患儿衣服领扣，分泌物多时用吸引器清除。

（2）如有舌后坠，用舌钳将舌拉出，防止呼吸道堵塞。

（3）给予鼻导管吸氧。

（4）给予相应药物治疗。

五、癫痫发作的急救措施

（1）选用强有力的、足量的抗癫痫药物，力求一次给药即控制发作。

（2）常规吸氧，根据呼吸道情况，必要时行气管插管或气管切开。

（3）发作难以控制时，应插胃管排空胃内容物，防止呕吐物吸入气管。

（4）维持生命功能，预防和控制并发症，处理脑水肿，预防脑疝，及时治疗酸中毒、呼吸循环衰竭、高热、感染，同时纠正水、电解质失调等。

（5）积极寻找病因，进行有针对性的检查及治疗。

（6）发作停止后，应给予抗癫痫药维持剂量，密切监护。

（7）如条件允许，尽可能早地进行脑电图监护，因为有些患儿在临床发作消失后仍然会有脑电活动。

六、癫痫的护理措施

（一）控制癫痫，保持气道通畅，防止窒息发生

癫痫发作时应迅速让患儿就地平卧，解开其衣领和裤带，头位放低、偏向一侧便于唾液和分泌物从嘴角流出，必要时可使用吸引器；为防止舌后坠堵塞呼吸道，可用舌钳拉出舌头；不可强行喂水、喂药，以免误吸入呼吸道，引起窒息或吸入性肺炎；准备好开口器和气管插管物品；给予低流量持续吸氧。图 6－8、图 6－9 所示为错误做法。

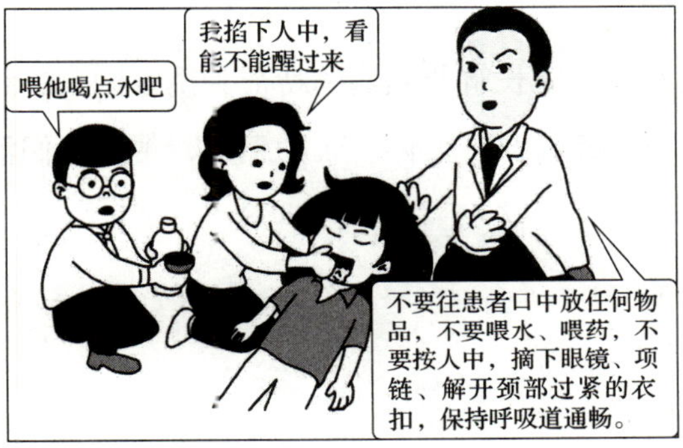

图 6－8　错误做法（1）

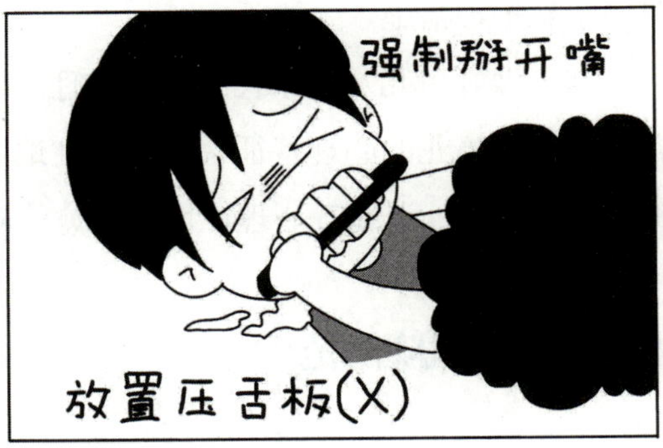

图 6－9　错误做法（2）

（二）安全防护

评估癫痫类型，如果是强直－阵挛性发作，则用软物垫在患儿头下，移走身边危险物体，以免抽搐时碰撞造成外伤；抽搐发作时床边加床栏；护士应保护患儿，抽搐肢体不可用力按压，以免造成骨折或关节脱位。若为精神运动性发作，应保护患儿，防止自伤和伤人。

（三）密切观察病情

（1）观察癫痫发作状态。观察患儿生命体征、瞳孔大小、对光反射和神志改变情况，以及发作时伴随的症状及持续时间。

（2）观察呼吸变化。观察有无呼吸急促、发绀，监测动脉血气分析及结果。若发现酸中毒表现，则及时予以纠正。

（3）观察循环衰竭的征象。监测患儿心率、血压，备好抢救物品及药品。

（4）观察患儿抗癫痫治疗后的癫痫发作情况，以及智力、运动等发育状况的改变。

（四）健康教育

（1）加强围生期保健。孕妇定期进行产前检查，预防孕期各种病毒、细菌感染，如果

B 超检查发现胎儿发育明显异常，应及时进行相关救治工作。分娩时尽量减少胎儿缺氧、窒息、产伤的发生，尽量避免使用产钳、胎儿吸引器，以防造成新生儿颅内出血，因脑损伤产生癫痫的隐患。

（2）指导家长合理安排患儿的生活与学习，保证患儿睡眠充足，避免情绪激动、受寒，禁止患儿进行游泳或登高等运动。

（3）用药护理。指导家长遵医嘱喂药，分次、餐后服用，以避免胃肠道反应；帮助家长了解药物不良反应，不可随意增减药物剂量，不能随意停药或换药；教会家长癫痫发作时的紧急护理措施。

（4）做好患儿及其家长的心理护理。向患儿及其家长解释癫痫的特征和诱发因素，结合不同年龄患儿的心理特征，有针对性地进行心理疏导，多关怀、鼓励患儿，帮助他们消除自卑、孤独、退缩等心理，增强治愈信心。

七、癫痫的风险防范

（一）窒息

1. 常见原因

喉痉挛、呼吸道分泌物增多。

2. 主要表现

呼吸困难，口唇、颜面青紫，心跳加快而微弱。

3. 防范措施

（1）严密观察病情变化，监测患儿生命体征、瞳孔大小和对光反射。密切注意患儿意识，以及抽搐的性质、持续时间、发作频率。

（2）癫痫发作时应让患儿平卧，松解衣领，将头偏向一侧，分泌物多时用吸引器清除。如有舌后坠，可用舌钳将舌拉出，防止呼吸道堵塞。

（3）遵医嘱给予吸氧。根据病情备抢救用物置于床边。

（二）受伤

1. 常见原因

发病时意识丧失及抽搐。

2. 主要表现

骨折、脱臼、咬伤舌头、坠床等。

3. 防范措施

（1）注意安全，癫痫发作时让患儿躺下，顺其自然，专人守护，移开一切可导致患儿受伤的物品，床旁安置软垫防止碰伤。

（2）发作时勿强压患儿肢体，防止骨折或脱臼。

（3）不要擅自停药，给药注意按时按量，保持有效血药浓度。

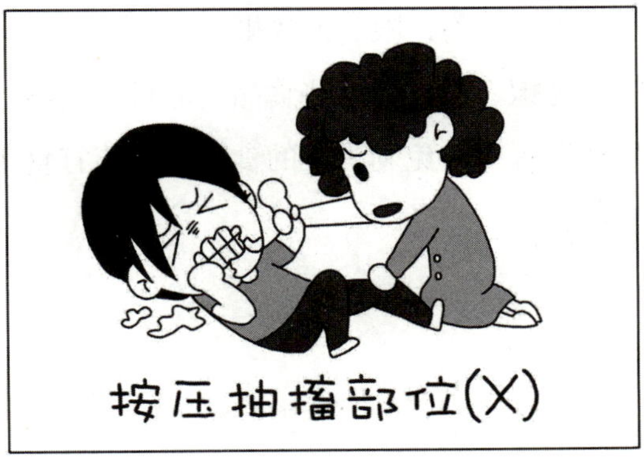

八、癫痫的预防

预防癫痫并不是一件简单的事情，对于癫痫患者而言，这是一系列复杂的保障性措施。

（一）根据身体状况劳逸结合

过重的体力或脑力劳动均可诱发癫痫，癫痫患者必须注意劳逸结合，学校、社会对癫痫儿童的学习不宜要求过高，成年患者也不要过度紧张和疲劳，以免癫痫发作。

（二）要做适当的运动

对癫痫患儿来说，改善脑部的血液循环是很重要的，要适量运动，避免太过剧烈的运动，并应尽量避免情绪紧张及压力。

（三）不要摄入过量的水和盐

癫痫患者摄入过多的水和盐有可能导致发病，因钠离子可导致神经元过度放电而诱发癫痫发作。因此，减少食量，勿一次饮用大量的液体和摄入过多的盐是癫痫患者的饮食原则。

（四）要保持肠胃通畅

如果肠道未充分蠕动，可在睡前喝些柠檬水，每天还可以服用 2 汤匙橄榄油润滑疏通肠道。

（五）要有足够的睡眠

癫痫患者要确保有足够的睡眠，如睡眠太少，则会增加癫痫发作的可能性。

（六）注意饮食

（1）避免过饥过饱、暴饮暴食。

（2）多食粗粮、蔬菜、水果、鱼、虾、蛋、奶及含维生素 B_6、维生素 K、钙镁等营养物质的食物，少吃油煎、肥腻食物；限制钾的摄入量。

（3）酒、浓茶、咖啡、辣椒、葱蒜，这些食品应尽可能远离，特别是酒、浓茶和咖啡应绝对忌口。总之，癫痫病患者要避免刺激性的食物，也不宜食用巧克力，巧克力中含有咖啡因，可诱发癫痫的发作。

本章小结

本章介绍了婴幼儿常见疾病的急救处理，主要介绍了发热、惊厥、腹痛、哮喘、新生儿窒息、感染性休克、过敏、癫痫等婴幼儿的好发疾病及急症的院前急救及院内急救，通过这些技能的掌握，可以在婴幼儿特定疾病发作或出现某种急症时及时采取相应的急救措施，同时对各类易复发的疾病进行有效的预防与治疗。

同步习题

一、选择题

1. 婴幼儿时期惊厥最常见的原因是（　　）。

A. 瑞氏综合征　　B. 高热　　C. 脑膜炎　　D. 颅内出血

E. 中毒性脑病

2. 某患儿，男，6 岁，因病毒性脑炎入院，现出现剧烈头痛、喷射性呕吐、惊厥，下列处理不正确的是（　　）。

A. 将患儿置于平卧位　　B. 遵医嘱静滴 20% 甘露醇

C. 保持排便通畅　　D. 让患儿保持安静，避免躁动

E. 避免吸痰和叩击

3. 高热惊厥多见于（　　）婴幼儿。

A. 1 个月～ 2 岁　　B. 6 个月～ 3 岁

C. 3 ～ 4 岁　　D. 3 ～ 6 岁

4. 婴儿癫痫发作时不能喂水、进食，以免误入气管发生窒息引起肺炎。家庭处理的同时最好先就近治疗，注射镇静及退烧针，否则会引起（　　），造成脑水肿，影响智力发展甚至死亡。

A. 脑积水　　B. 脑死亡　　C. 脑缺氧　　D. 脑出血

5. 当婴幼儿体温在（　　）时，一般无须处理。

A. 37℃以下　　B. 37.5℃以下　　C. 38℃以下　　D. 39℃以下

6. 发现有婴幼儿神志不清，首先应该（　　）。

A. 注意保持其呼吸通畅　　B. 掐人中穴

C. 打电话叫急救车　　D. 人工呼吸

7. 支气管哮喘的临床特征是（　　）。

A. 反复发作呼气性呼吸困难

B. 反复发作吸气性呼吸困难

C. 反复发作混合型呼吸困难

D. 夜间阵发性呼吸困难

E. 肺部有较多的喘鸣伴肺底部湿啰音

8. 小儿惊厥处理的原则一般不包括（　　）。

A. 保护气道，防止误吸　　B. 吸氧

C. 各种方法止惊　　D. 去除有关病因

E. 治疗感染

二、判断题

1. 高热惊厥产生的原因是过分保暖。（　　）

2. 面对高热惊厥患儿，家长应该保持镇静，迅速将婴幼儿抱到床上使之平卧，解开衣扣、衣领、裤带，采用物理方法降温。（　　）

3. 高热惊厥注意事项：体温下降后除降温措施外，还应该马上给患儿喂奶，以补充能量，一般 24 小时内就可退热。（　　）

4. 某患儿，男，6 个月，人工喂养，因多次惊厥就诊。患儿为突发惊厥，表现为两眼上翻，肢体抽搐，神志不清，持续数秒钟，过后如常，有枕秃和颅骨软化。该患儿惊厥的主要

原因是维生素 D 缺乏。（　　）

三、简答题

1. 试述腹痛的急救和护理。
2. 试述哮喘急性发作的急救措施。

四、思考题

癫痫发作时的安全防范措施有哪些？

参考文献

[1] 崔焱，等．儿科护理学．6版．北京：人民卫生出版社，2017．

[2] 朱国庆．人体机能学．2版．北京：人民卫生出版社，2014．

[3] 黄艺仪，李欣，张美芬，刘向群．临床急诊急救护理学．2版．北京：人民军医出版社，2015．

[4] 倪鑫，沈颖．儿科诊疗常规．北京：中国医药科技出版社，2013．

[5] 王亚平，孙洋．儿科疾病观察与护理技能．北京：中国医药科技出版社，2019．

[6] 张蕊，孙宗丕，孙燕茹．急诊科常见症状处理程序．北京：人民军医出版社，2015．

[7] 成守珍，张美芬．急诊科护理与风险防范．北京：人民军医出版社，2013．

[8] 杜亚明，刘怀清，唐维海．实用现场急救技术．北京：人民卫生出版社，2014．

[9] 宋涛．儿科急症诊疗精要．北京：化学工业出版社，2017．

[10] 魏克伦，姜红，李健．早期新生儿护理手册．北京：科学出版社，2019．

[11] 卡屯科．新生儿复苏教程．叶鸿瑁，虞人杰，译．北京：人民卫生出版社，2012．

[12] 李杨，彭文涛，张欣．实用早产儿护理学．北京：人民卫生出版社，2015．

[13] 李会敏，张新荣，魏江玲，等．实用新生儿护理规范与重点．北京：科学技术文献出版社，2017．

[14] 杨静．坐月子与新生儿护理百科全书．南昌：江西科学技术出版社，2018．

[15] 申昆玲，姜玉武．儿科学．4版．北京：北京大学医学出版社，2019．

[16] 雷美容，袁杰．儿科护理技能实训教程．西安：第四军医大学出版社，2012．

[17] 薛辛东，赵晓东．儿科学．4版．北京：人民卫生出版社，2019．

[18] 刘霞，孔德凤．实用儿科护理技术．济南：山东科学技术出版社，2009．

[19] 申昆玲，易著文．儿科临床技能．北京：人民军医出版社，2010．

[20] 王晓红，王国标，邱平．儿科护理．武汉：华中科技大学出版社，2013．